HEDI MEUSBURGER
CHRISTIAN SIDLER

Klassisch-homöopathische Notfall-Hilfe

GESUNDHEIT & ENTWICKLUNG

AUTORENTEAM:

Hedi Meusburger

Heilpraktikerin und Erwachsenenbildnerin mit Schwerpunkt Klassische Homöopathie, Traumanalyse und Spagyrik. Praktiziert seit mehreren Jahren in naturheilkundlich ausgerichteter Gemeinschaftspraxis im Therapiezentrum Bodensee e. V. in Lindau.

Christian Sidler

Ergänzte nach seiner naturheilkundlichen Ausbildung dieses Therapeutenteam. Gemeinsam begründeten sie 1994 das Ambulatorium für Klassische Homöopathie und entwickelten Ausbildungs- und Schulungsprogramme zu Klassisch-homöopathischen Ansätzen.

Alle in diesem Buch enthaltenen Angaben, Vorschläge, Daten, Ergebnisse etc. wurden von den Autoren nach bestem Wissen erstellt und von ihnen mit grösstmöglicher Sorgfalt überprüft. Gleichwohl sind inhaltliche Fehler nicht vollständig auszuschliessen. Daher erfolgen alle Angaben etc. ohne jegliche Haftung oder Garantie des Verlags oder der Autoren.
Die in diesem Buch empfohlenen Mittel und Methoden stellen keinen Ersatz für ärztliche Abklärungen dar. Der Verlag empfiehlt, bei ernsthaften gesundheitlichen Störungen, unbedingt medizinischen Rat einzuholen.

Verlag GESUNDHEIT & ENTWICKLUNG

CH-8202 Schaffhausen

Inhaltliche Korrekturlesung für die Erste Hilfe Massnahmen: Jürgen Reich, Kursleiter für Erste Hilfe Massnahmen, Lindau

Belichtung: Schrift und Bild GmbH, D - 88171 Weiler im Allgäu

Titelbild: Johanniskrautblüte auf Globuli

Druck und Bindung: W. Sauter GmbH, D - 88353 Kisslegg

ISBN 3-9520830-5-4

INHALTSVERZEICHNIS

EIN PAAR WORTE ZUVOR.....

Als wir vor rund fünf Jahren unser erstes Ambulatorium[1], ausschliesslich mit Klassischer-Homöopathie, für Schüler und Patienten im idyllischen Lindau am Bodensee eröffneten, prophezeite uns der erfahrene Kollege von nebenan nichts Gutes:

Nur mit Homöopathie könne man heutzutage keine Patienten mehr behandeln; diese würden weit mehr erwarten als nur ein paar Globuli nach stundenlangen Gesprächen. Zumindest müsse man ihnen etwas für zu Hause, zum Einnehmen mitgeben. Deshalb seien sie durch kräftigere Naturheilmittel leichter zu überzeugen.

Jeder Handaufleger und Wundermittel-Versprecher hätte da die besseren Karten und wohl auch Verdienstmöglichkeiten als seriös arbeitende Homöopathen!

Trotz dieser ernsten Worte starteten wir das Vorhaben. Und siehe da: Die milde Macht der Homöopathie überzeugte uns und unsere Patienten gleichermassen!

Zugegeben, es gab und gibt keinen Massenandrang. Aber diejenigen, die diese Heilweise erfahren dürfen, staunen oft nicht schlecht, dass es ihnen nach kurzer Zeit nicht mehr so sehr um Krankheit oder Gesundheit geht, sondern um Entwicklung zum Gesund-Sein, den ganzen Menschen betreffend. Und sie möchten - einmal auf den Geschmack gekommen - diese Form des Umgangs mit dem Kranksein auch ausserhalb der homöopathischen Praxis nicht mehr missen.

Und genau da sind wir als Klassische Homöopathen gefordert:

[1] **Ambulatorium:** Eine ambulante Praxis, in der in unserem Fall die Klassische Homöopathie gelehrt und an Patienten erprobt wird.

Sollen wir - dürfen wir - Patienten und Laien diese faszinierende Heilweise auch für „den Hausgebrauch" anbieten? Und wenn ja, wie gehen wir damit um? Denn Homöopathie ist nicht gleich Homöopathie, es gibt die verschiedensten Schulen und Nicht-Schulen, die ausserdem unterschiedliche Anwendungen propagieren und damit oft mehr zur Verwirrung als zur Hilfestellung beitragen.

In jeder Buchhandlung, an jedem Kiosk kann der an Homöopathie interessierte Laie inzwischen „Ratgeber" kaufen. Da hilft es auch nichts, wenn so mancher Klassische Homöopath verächtlich die Nase rümpft. Wir haben uns deshalb entschlossen, diese Herausforderung aufzugreifen. Nach unserem Verständnis ist es durchaus im Sinne des Begründers Dr. Samuel Hahnemann[2], zum einen diese exzellente Heilweise nach seinem überlieferten Vorbild zu praktizieren („Macht's nach, aber macht's genau!"), zum anderen aber dieses Verfahren möglichst vielen Menschen plausibel zu machen. Schliesslich forderte er staatliche Stellen zur Abgabe der homöopathischen Heilmittel!

Das ist ein Grund, weshalb wir diese kleine Klassisch-homöopathische Notfall-Hilfe verfasst haben. Ausserdem sind wir überzeugt, dass richtig angewandte Homöopathie gerade im akuten Notfall Unglaubliches zu leisten vermag und somit einer noch viel breiteren Schicht zugänglich gemacht werden sollte.

Diese winzig kleinen homöopathischen Kügelchen bewirken in uns nämlich Erstaunliches:

Sie sind wie eine schützende Hand, die sich einem in einer beängstigenden Situation entgegenstreckt. Aufregung und Angst treten in den Hintergrund, man kommt wieder zu sich selbst.

---

[2] **Hahnemann:** Dr. Samuel Hahnemann (1755 - 1843) entdeckte, entwickelte und praktizierte Zeit seines Lebens das homöopathische Heilsystem.

Dadurch entwickelt man Vertrauen in die eigenen Kräfte und Fähigkeiten und erkennt die Möglichkeiten, die man ergreifen kann, um das Blatt wieder zum Guten zu wenden.

Weiter sehen wir es als eine wichtige Aufgabe an, die Brücke zwischen dem homöopathischen Notfalleinsatz und den notwendigen medizinischen Hilfen zu schlagen, denn beide ergänzen sich gegenseitig gut. Schon Hahnemann wusste, dass „die Ursache eines Übels" erst beseitigt werden muss, damit Heilung erfolgen kann. Das heisst, wenn ein Hindernis die Atmung behindert und dadurch Erstickung droht, muss dieses zuallererst entfernt werden. Deshalb fühlen wir uns verpflichtet, die wichtigsten medizinischen Griffe und Hilfeleistungen aufzuführen, weil auch sie zu einem gekonnten homöopathischen Einsatz gehören!

Ein „Gewusst wie" im Notfall mit Homöopathie vermittelt ferner das beruhigende Wissen, in einer bedrohlichen Situation selbst etwas Hilfreiches tun zu können - Balsam für die Seele und die aufgeregten Nerven also, was in Notfällen besonders wichtig ist. Gilt es doch gerade in diesen Situationen, ruhig und überlegt zu handeln. Diese angenehme Erfahrung wurde uns nach unseren homöopathischen Notfall-Seminaren von vielen Teilnehmern bestätigt. Besonders Eltern von kleinen Kindern wissen diese Hilfestellung im Ernstfall zu schätzen, da es für sie ständig Grund für „kleinere Einsätze" gibt.

Im „Falle eines Falles" ist es bei kritischen Notfällen besonders wichtig, zuerst einmal selbst ruhig zu bleiben, um die richtige Einschätzung zu finden. Dazu vorweg eine Zusatz-Empfehlung eines ehemaligen Homöopathen, des Begründers der Blütenessenzen-Therapie, Dr. Edward Bach.

Er entwickelte für solche Situationen eine spezielle Blütenmischung aus fünf besonderen Pflanzen, die psychische

Ausnahmesituationen wie Angst, Schreck und Verwirrung mildert oder behebt: Die Notfalltropfen, mit der englischen Originalbezeichnung Rescue Remedy.

Sie sollten deshalb in keiner naturheilkundlichen oder homöopathischen Hausapotheke fehlen! 2 - 3 Tropfen dieser Essenz, pur auf die Zunge gegeben, unterstützen den Notfallhelfer, stärken seinen Mut und seine Auffassungsgabe. In vielen Fällen nützen sie auch dem Verletzten.

Wenn Sie dieses Buch erst erstanden haben, Sie derzeit aber noch kein Notfall, Unfall und keine sonstige akute Störung zum Handeln zwingt, schlagen wir vor:

Machen Sie sich in einer „stillen Stunde" mit dem vorliegenden Werk vertraut. Weil es auch in der Homöopathie jede Menge Fachbegriffe gibt, sind diese mit Zahlen versehen und als Fussnote aufgeführt sowie am Ende des Buches in einem zusätzlichen homöopathischen Lexikon erklärt. Ein Index am Buchende enthält wichtige Krankheitsbegriffe und erleichtert deshalb die rasche Mittelfindung. Die wichtigsten grossen Notfälle sind dem Inhaltsverzeichnis zu entnehmen.

Natürlich ist all das, was Sie im vorliegenden Buch finden, nur ein winziger Ausschnitt dessen, was Homöopathie zu leisten vermag. Wir haben den Einsatz auf 48 homöopathische Arzneimittel abgestimmt, tatsächlich gibt es inzwischen rund 5'000 homöopathische Mittel, unter denen der Homöopath sorgfältig zu wählen hat. Dem homöopathisch noch nicht Geschulten kommen wir deshalb entgegen, indem wir durch zahlreiche Tips zusätzliche Möglichkeiten aufzeigen, die sich ergänzend zur Homöopathie empfehlen. Ein Thema, das in anderen Veröffentlichungen leider oft vernachlässigt wird, weil sich nicht jede sonst empfehlenswerte Heilanwendung mit der Homöopathie verträgt.

Schliesslich haben wir die wichtigsten Faktoren aufgeführt, welche die Homöopathie stören können, die sogenannten Antidote[3]. Jedes Mittelbild enthält eine diesbezügliche Aufzählung, sofern Antidote in ihm wirken.

Es versteht sich von selbst, dass unser Buch weder Arzt noch Heilpraktiker ersetzen soll, es dient lediglich als unterstützende Begleitung in der akuten Situation. Dabei aber - so wünschen wir uns - soll es wertvolle Dienste leisten und zum treuen Begleiter werden!

Hedi Meusburger + Christian Sidler

AMBULATORIUM für KLASSISCHE HOMÖOPATHIE

Wir freuen uns über Ihre Erfahrungen mit unserer Notfall-Hilfe und zusätzliche Anregungen an uns oder an den Verlag!

[3] Antidote: Substanzen, die gegen (anti) die homöopathische Heilwirkung arbeiten und daher während der Mitteleinnahme zu meiden sind.

HEILBEHANDLUNG MIT KLASSISCHER HOMÖOPATHIE

DER UNTERSCHIED

Vielleicht erinnern Sie sich an Ihren letzten Arztbesuch: Nachdem Sie einige Zeit lesend im Wartezimmer sassen, bittet Sie eine nette Assistentin oder der Doktor selbst herein.

Sie schildern Ihre Beschwerden, er will meist noch genauer wissen, wo es weh tut. Anschliessend ziehen Sie sich aus, der Arzt greift zum Stethoskop, beklopft vielleicht Ihren Rücken, begutachtet Ihre Mundhöhle, betastet und untersucht Sie, ehe Sie sich wieder anziehen dürfen. Danach bespricht er mit Ihnen seine gezogenen Schlussfolgerungen, greift zum Rezeptblock und entlässt Sie mit den aufmunternden Worten, das verschriebene Medikament regelmässig einzunehmen und bei Nicht-Besserung wiederzukommen.

Nun zum Unterschied ein Besuch bei der Homöopathin oder dem Homöopathen:

Möglich, dass Sie auch hier zuerst einige Zeit mit angeregtem Lesen im Wartezimmer verbringen.

Aber spätestens bei der „Fallaufnahme" beginnen Sie sich zu wundern. Nicht nur, dass er Ihren Beschwerden vorerst nicht die „richtige" Aufmerksamkeit schenkt, der Homöopath stellt ausserdem eine Menge „unnötiger" Fragen: Er erkundigt sich zum Beispiel,

- wie Sie sich vor Ausbruch der Krankheit gefühlt haben
- in welcher Lebenslage Sie die Krankheit traf
- wie Ihre Ess- und Schlafgewohnheiten sind
- nach besonderen Ereignissen, nach Träumen

- nach Ihrer Familie und Ihrer Kindheit
- was für Krankheiten Sie bisher durchgemacht haben und welche Impfungen Sie erhielten.

Endlich, bei Ihrer jetzigen Krankheit angelangt, will er auch hierzu noch Merkwürdiges beantwortet haben: Wann die Beschwerden besser sind, wann schlechter, wie genau der Schmerz sich anfühlt – und spätestens wenn er nach der „Qualität" des Schmerzes fragt, schütteln Sie leicht verwundert den Kopf.

Nach dieser ganzen Prozedur, die mindestens eine Stunde gedauert hat, zieht der Homöopath einige dicke Wälzer (Repertorium)[4] aus der Schublade und beginnt darin zu blättern, zu suchen und zu vergleichen – repertorisieren[5] nennt sich dieser Prozess. Irgendwann zieht ein Leuchten über sein Antlitz, er ergreift ein weiteres Buch, eine „Arzneimittellehre"[6], und vergleicht das gefundene Mittel mit der dortigen Beschreibung. Spätestens jetzt kommt der Moment, in dem Sie möglicherweise enttäuscht sind, wenn Sie als „Belohnung" für all Ihre Geduld nur ein paar winzig kleine Zuckerkügelchen, sogenannte Globuli[7], bekommen, die Sie auch nur ein einziges Mal einnehmen sollen!

Und damit soll sich Ihre Krankheit bessern?
Kein Wunder, dass hier Uneingeweihten und Skeptikern Zweifel

---

[4] **Repertorium:** Enthält alle nur erdenklichen psychischen und physischen Befindenszustände und die ihnen zugeordneten homöopathisch aufbereiteten Mittel.

[5] **repertorisieren:** Vorgang, bei dem mit Hilfe verschiedener Repertorien das entsprechende homöopathische Heilmittel durch Vergleichen mit den Befindenszuständen gefunden wird.

[6] **Arzneimittellehre:** Das Werk, in dem alle homöopathischen Mittel genauestens beschrieben sind. Die Auflistung enthält deren Wirkungen auf Körper, Seele und Geist.

[7] **Globuli:** Millimetergrosse Milchkügelchen, auf denen die homöopathische Flüssigkeitsverdünnung (Information) aufgespritzt und getrocknet wird.

kommen, zumal der Homöopath noch erklärt, dass in dem Mittel keine „Substanz" mehr enthalten sei, da durch die besondere Zubereitung der homöopathischen Arznei und die vielen Verdünnungs- und Potenzierungsschritte nur noch die geistige Information[8] des Heilmittels enthalten sei. Weil diese Infomation aber äusserst subtil in ihrer Entfaltung ist, dürfe man sie nicht durch zu starke Reizmittel, wie zum Beispiel Kaffee, stören.

Bereits nach dem ersten Besuch beim Homöopathen wird Ihnen klar, dass es sich hierbei offensichtlich um eine völlig unterschiedliche Heilmethode handelt: Der Homöopath wendet eine Menge Zeit dafür auf, um neben Ihren Beschwerden zu erfahren,

- wie Sie denken, wie Sie fühlen
- wie Sie leben, welches Temperament Ihnen zu eigen ist
- was vor dem Ausbruch der Krankheit war
- was in Ihrer Vergangenheit geschehen ist

Kurzum – mehr als für Ihre Krankheit interessiert er sich dafür, was für ein Mensch Sie sind.

DIE WIRKUNGSWEISE

Dr. Samuel Hahnemann lebte zwar im 18. Jahrhundert, war aber in seinem Denken nicht nur zu seiner Zeit eine aussergewöhnliche Persönlichkeit. Er war mit der damaligen Schulmedizin höchst unzufrieden und suchte daher nach wirksameren Methoden der Heilung.

[8] **geistige Information:** Die homöopathische Hochpotenz wirkt nicht aufgrund eines materiellen Wirkstoffes, sondern als geistiger Anstoss, der bewirkt, dass die eigenen Regulations- und Abwehrkräfte zur Heilung aktiviert werden.

Dabei ging er von ganz grundsätzlichen Überlegungen aus:

- Jeder Mensch verfügt in der Regel über genügend Kräfte, um sich selbst zu heilen, wenn er den richtigen Anstoss erhält. Dieser Anstoss hat aber den ganzen Menschen anzusprechen und muss die individuelle Krankheitsursache erfassen.
- Krankheit entsteht auf geistiger Ebene, lange bevor man körperliche Symptome erkennen kann. Daher muss auch der arzneiliche Anstoss geistig erfolgen, das heisst, die Arznei muss so subtil und fein gewählt werden, dass keine körperlichen Nebenwirkungen auftreten. (Nur Hochpotenzen ab D 24 weisen keine materiell nachweisbaren Spurenelemente mehr auf!)
- Die Zeichen der Krankheit müssen mit den Zeichen des Heilmittels möglichst genau übereinstimmen, einander ähnlich sein (Simile-Regel = Ähnlichkeitsgesetz). Die Zeichen des Heilmittels ersieht man am Gesunden, der bei Einnahme eines solchen Mittels entsprechende „Krankheitssymptome" durchlebt (Vergiftungserscheinung). Beim Kranken dagegen bewirkt die Einnahme des Mittels Heilung.
- Der Anstoss als „geistige Information" bedarf keiner Wiederholung in derselben Art. Entweder wird die Information im Schlüssel-Schloss-Prinzip verstanden, oder es sind zusätzliche Informationen vonnöten, damit die Selbstheilung die nötigen Fortschritte machen kann. Eine falsche Information wird auch nicht richtiger, wenn sie öfters wiederholt wird, etwa nach dem Motto „brüllen verstärkt zwar die Stimme, aber nicht die Argumente". Daher wird das Mittel nur einmal in der gleichen Potenz (Stärke) eingenommen.

Auf diesen Grundregeln basierend, entwickelte Hahnemann ein Verfahren, das es ermöglicht, auch giftige Substanzen nebenwirkungsfrei einzusetzen. Durch spezielle Verdünnung, Verreibung und Verschüttelung, das sogenannte Potenzieren[9], werden die Heilkräfte einer Substanz ohne deren schädliche Nebenwirkungen subtil verstärkt. Dabei stellte Hahnemann fest, dass eine Arznei umso sanfter, sicherer und schneller wirkt, je höher die Potenz ist, da hohe Potenzen keine störenden materiellen Einflüsse mehr enthalten. Die geistige Informationskraft ist dafür umso stärker. Das homöopathische Mittel stimuliert die Selbstheilungsprozesse des Körpers, indem es an der „geistigen Weiche" ansetzt, die vor dem Krankheitsausbruch entscheidend war. Ein Fehlverhalten, ein falscher Gedanke vielleicht, der jetzt einer passenden homöopathischen Information in Form eines Mittels bedarf.

Für Klassische Homöopathen ist es selbstverständlich, diese Grundsätze in der Potenzfrage der homöopathischen Mittel beizubehalten. Wir haben uns dieser Überlegungen wegen für die Notfallmittel in D 30 entschieden. Dies aus folgenden Gründen:

1. D 30 ist eine Hochpotenz mit all den oben angeführten Vorteilen, also rasche, aber sanfte Heilwirkung, die besonders beim Notfall dringend benötigt wird.

2. Eine Notfallapotheke, die im richtigen Moment zur Stelle ist, trägt man immer bei sich. Die D-Potenzen[10] sind in bezug auf Umwelteinflüsse weniger störungsanfällig als C[11]- und LM-Potenzen[12].

---

[9] **Potenzieren:** Heilkraftentwicklung bei der stufenweisen Herstellung eines homöopathischen Medikaments durch Verreibung, Verdünnung und Verschüttelung.

[10] **D-Potenz:** Dezimalpotenz, Verdünnungsverhältnis zur Verschüttelung 1 : 10

[11] **C-Potenz:** Centesimalpotenz, Verdünnungsverhältnis 1 : 100

[12] **LM-Potenz:** Verdünnungsverhältnis 1 : 50'000

3. Die Wirkungsdauer[13] der D 30 ist kürzer als bei noch höheren Potenzen. Man kann daher die im Notfall oft erforderliche Nachbetreuung mit einem Folgemittel früher und gezielter durchführen oder gegebenenfalls eine höhere Potenz verabreichen.

Wichtig ist aber auch hier: Im Notfall ist das passende Mittel und nicht die Potenz entscheidend! Bei der Wahl dieses Mittels hoffen wir, mit diesem Buch eine optimale Hilfestellung zu leisten!

WIE ERFAHREN WIR HOMÖOPATHIE?

Nach all den fachlichen Überlegungen über die homöopathische Wirkungsweise wollen wir Ihnen aber auch das eigentlich Faszinierende an dieser Methode nicht verschweigen:

Es ist die Erfahrung, die Sie mit Homöopathie machen können!

Oft schon bald nach der Mittelgabe fühlen Sie neue Kräfte in sich aufsteigen. Sie verändern vielleicht fast unmerklich die eine oder andere Gewohnheit, sie mobilisieren Ihre Reserven, Ihre Lebensfreude und Energie kehrt zurück.

Manchmal fällt es Ihrer Umgebung zuerst auf, dass Sie plötzlich wieder lebhafter, gesünder und energischer auftreten.

Sehr oft begleiten Sie dabei eindrucksvolle Träume. Ihr Unterbewusstsein arbeitet so mit gezieltem Einsatz an einer Problemlösung. Wenn Sie die Möglichkeit haben, besprechen Sie dieses Traummaterial mit Ihnen nahestehenden Menschen oder in der Therapie. Aber auch ohne eine geschulte Begleitung verarbeiten Sie geradezu im Schlaf einen Grossteil der oft schon lange anstehenden unbewussten Themen.

---

[13] **Wirkungsdauer:** Die Zeit, in der ein homöopathisches Medikament wirkt.

Einige Menschen bemerken vielleicht, dass es Ihnen einfach wieder besser geht, nachdem Sie möglicherweise kurz nach der Mittelgabe eine etwas unangenehme „Heilkrise" durchgemacht haben (siehe dazu auch Erstverschlechterung). Kurzum: Sie fühlen sich gut, finden neue Ansätze, entwickeln wieder Pläne und sind sich bei alledem nicht einmal mehr sicher, ob dieser wiedergewonnene „angenehme Zustand" etwas mit den wenigen homöopathischen Kügelchen, die sie bekommen haben, zusammenhängt!

Aber im Grunde genommen ist das auch nicht so wichtig. Denn schliesslich spüren Sie einfach wieder mehr sich SELBST.

WIRKT HOMÖOPATHIE BEI ALLEN GLEICH?

Nein! Ganz im Gegenteil. So unterschiedlich wie wir Menschen nun einmal sind, wirken auch die verschiedenen homöopathischen Mittel.

Deshalb gibt es besonders sensible und feinfühlige Personen, bei denen Homöopathie schon in kleinen Dosen eine besonders starke Wirkung hervorruft. Auf der anderen Seite gibt es auch Menschen, die „so gut wie gar nichts" verspüren. Der geschulte Homöopath muss deshalb all diese unterschiedlichen Reaktionen kennen und mit gezielten Mittelgaben beantworten.

Die meisten Menschen sprechen jedoch auf Homöopathie sehr gut an, so dass damit erfreuliche Ergebnisse erzielt werden können.

Dass man aber dennoch nicht wahllos zur Homöopathie greifen sollte, zeigen die nachfolgenden Praxisbeispiele auf. Wir haben Sie aufgeführt, damit Sie die wichtigsten Fehler, die mit Homöopathie gemacht werden können, gleich am Anfang vermeiden können!

IRRTÜMER

Die Eltern des fünfjährigen Mischa[14] sind verzweifelt: Dem kleinen Temperamentbündel ist nicht mehr beizukommen. Bei etlichen Ärzten waren sie schon, selbst ein Kinderpsychologe wurde besucht – die Jähzorn-Anfälle, das unleidige Wesen, das sichtlich unzufriedene Kind sind geblieben.

Schliesslich haben Sie von unserem homöopathischen Ambulatorium gehört und sitzen nun, gleichsam als „letzter Versuch", vor uns.

Mit der „Zahnerei" sei alles losgegangen: Dabei wären Sie so bemüht gewesen, hätten alles nur Erdenkliche gemacht. Während des langen Prozesses des Zahnens habe er ständig „homöopathische" Zahnkügelchen aus der Apotheke bekommen.

Der Bub ist unruhig, kann sich nicht beschäftigen, eine Backe ist rot, er will ständig von der Mutter getragen werden, zum kleineren Geschwisterchen verhält er sich aggressiv und zornig.

Der zweite Fallbericht: Eine junge Frau leidet seit rund einem halben Jahr an chronischen Armschmerzen. Das einzige, das immer kurze Zeit hilft, ist ein homöopathisches Mittel einer niedrigen Potenz, das ihr vor fünf Monaten von einem Arzt empfohlen wurde. Seither nimmt sie dieses Medikament, das sie sich wiederholt aus der Apotheke besorgt hat, mehrmals täglich. Jedoch hält die Wirkung nur kurz an, deshalb versucht sie es mit uns.

Was haben diese Fälle wohl gemeinsam?

In homöopathischen Praxen tauchen vermehrt Patienten auf, die, ohne es zu wissen, Opfer eines „homöopathischen Schlendrians" (so nannte Hahnemann diese Umgangsweise mit der Ho-

[14] **Mischa:** Name und Fallgeschichte aus Diskretionsgründen verändert.

möopathie) geworden sind. Sie erhalten und konsumieren Homöopathie so ungefähr nach dem Motto: Wenn's nicht hilft, dann schadet's nicht – empfinden und erkennen aber die subtilen Veränderungen nicht, die Homöopathie – zu häufig und damit falsch verabreicht – bei sensiblen Menschen zu erzeugen imstande ist.

Homöopathisch gesehen machen sie eine Arzneimittelprüfung[15] durch, das heisst, sie „erzeugen" Symptome, die das homöopathische Mittel beim Kranken heilt, beim Gesunden aber hervorbringt.

Der geschulte Homöopath kann sich hier oft eines Schmunzelns nicht erwehren: Er setzt nur die homöopathische Niedrigpotenz[16], die mehrmals täglich eingenommen wird, ab oder gibt ein sorgfältig gewähltes Mittel, das zuverlässig deren Wirkung aufhebt, und schon ist der Patient „geheilt". Was ihm bleibt, ist die Erfahrung, dass er Homöopathie nicht kreuz und quer, bunt gemischt und nach Belieben einnehmen kann. Daher hier vorerst einmal die wichtigsten Irrtümer über Homöopathie aus Sicht der Klassischen Homöopathie:

1. Irrtum

Homöopathie ist völlig harmlos - wenn ein Mittel nicht die gewünschte Wirkung zeigt, kann ich einfach das nächste ausprobieren.

Falsch !

Obwohl so drastische Veränderungen wie die geschilderten nicht sehr häufig sind, wird die Wirkung der Homöopathie häufig

---

[15] **Arzneimittelprüfung:** Die in der Homöopathie von Gesunden durchgeführten Prüfungen mit homöopathischen Mitteln, um deren Wirkung auf den menschlichen Körper und die Psyche festzustellen.

[16] **Niedrigpotenzen:** Homöopathische Verdünnungen mit noch materiellen und somit pflanzlichen und anderen Wirkstoffen (bis zur D 23)

unterschätzt. Wenn nicht auf Anhieb ein passendes Mittel gefunden wurde, müssen die weiteren Therapieschritte sorgfältig geplant werden, damit kein unnötiger und den Kranken verwirrender Informations-Mischmasch entsteht !

2. Irrtum

Wenn das Mittel gut wirkt, gebe ich es am besten gleich noch einmal, damit es noch mehr hilft.

Falsch !

Ein häufiger Fehler in der Homöopathie ist der Versuch, diese wie ein herkömmliches substanzenthaltenes Medikament einzusetzen. Stattdessen gilt hier die Regel des kleinstmöglichen Reizes, der die grösste Wirkung entfaltet. Und diese Entfaltung muss reifen, also braucht es je nach Höhe der Potenz eine gewisse Wirkungszeit. Erst wenn sich das Krankheitsbild verändert hat, kann ich das nächste Mittel nachgeben, aber nicht das gleiche, sondern das nächste, passendere oder darauffolgende.

3. Irrtum

Wenn sich die Symptome zuerst verschlechtern, verabreiche ich sofort ein neues Mittel, damit sich dieser Zustand bessert.

Falsch !

Zugegeben, es braucht Erfahrung, Geduld und Vertrauen in die Homöopathie, um die sogenannte Erstverschlechterung[17] richtig einzuschätzen und abzuwarten. Oft ist gerade sie das notwendige Vorzeichen für die danach eintretende Besserung!

4. Irrtum

Wenn ich mir nicht sicher bin, welches Mittel stimmt, nehme ich im Akutfall lieber homöopathische Niedrigpotenzen oder ein

[17] **Erstverschlechterung:** Erstreaktion auf ein homöopathisches Mittel, bei der sich die Beschwerden zuerst verschlimmern. Dies wird oft als notwendiger Heilreiz angesehen.

Komplexmittel[18]. Dabei kann nicht so viel passieren.

Falsch !

Einerseits können durch wiederholte Gaben die in den Fallberichten geschilderten Arzneimittelprüfungen eintreten, und zum zweiten bedarf gerade der Akutfall einer kräftigen und eindeutigen Information: Beides ist nur durch die einmal gegebene Hochpotenz gewährleistet!

5. Irrtum

In Grippezeiten nehme ich sofort ein homöopathisches Mittel ein, bevor sich die ersten Beschwerden erst einstellen. So kann ich verhindern, dass ich die Erkältung bekomme.

Falsch !

Homöopathie ist keine vorbeugende Therapieform – sie wirkt exakt nach dem Schlüssel-Schloss-Prinzip. Die besonderen Beschwerden müssen erst erkannt werden. Ausserdem sollte Homöopathie nicht dazu benützt werden, um uns vor jeder harmlosen und manchmal auch notwendigen Herausforderung zu bewahren!

TiP

Besser ist es, zur Vorbeugung gute vitaminreiche Ernährung zu sich zunehmen. Eine Stärkung des Immunsystems ist auch durch pflanzliche Tees oder Tinkturen möglich!
Beispiel: Frischer Knoblauch, Kapuzinerkresse und Meerrettich

[18] **Komplexmittel:** Homöopathische Mischungen. Sie entsprechen nicht der von Hahnemann geforderten Einzelhomöopathie und dem Ähnlichkeitsgesetz.

IM FALLE EINES FALLES

Vielleicht denken Sie jetzt: Du lieber Schreck, wenn das so ist, wenn man mit Homöopathie auch noch eine Menge falsch machen kann, lasse ich besser die Finger von ihr!

Das wäre allerdings der nächste grosse Irrtum. Schliesslich wollen wir Ihnen mit diesem Buch ja Mut machen, diese faszinierende Heilweise kennenzulernen. Wir möchten allerdings vermeiden, in das gleiche Horn zu blasen wie diejenigen, die so tun, als könne man mit der Homöopathie munter herumexperimentieren, ganz ohne sich näher damit befassen zu müssen.

Deshalb nochmals zur Klarstellung: Es gibt zweierlei Umgangsformen mit der Homöopathie.

Die eine ist die umfassende Heilweise, die sorgfältig erlernt werden muss und bei der oft in stundenlanger Arbeit nach einem genauen Regelsystem ein einzigartiges homöopathisches Mittel zur Heilung eines einzigartigen Menschen gesucht und verabreicht wird. Damit man dieses findet, muss dieser Mensch in seiner Gesamtheit erfasst werden, so dass die Ursache seiner Erkrankung ermittelt werden kann. Gelingt das, wird dem Patienten geholfen, die durch die Homöopathie gewonnenen Eindrücke und Informationen weiter zu verarbeiten und zur Gesundung im eigentlichen Sinne umzusetzen. Eine weiterführende und begleitende homöopathische Therapie kann dabei zu neuen Einsichten und Entwicklungen führen, die weit über das sogenannte „Symptomfreiheits-Konzept" hinausreichen. Es versteht sich von selbst, dass diese Methode Fachleuten vorbehalten ist.

Die andere Form ist die, die wir im vorliegenden Band beschreiben: Es ist die nicht weniger begeisternde Anwendung, die es uns ermöglicht, unser Dasein bedrohende Situationen zu meistern, indem wir rasch Hilfe, Linderung und oft die Einleitung des Heilungsprozesses erfahren.

Denn nicht immer sind die auslösenden Ursachen einer Krankheit verstrickt, zutiefst in uns verwurzelt und somit chronisch verschlüsselt. Manchmal ist dieser Auslöser auch eine Unachtsamkeit, ein Sturz oder eine überfahrene rote Ampel. In diesem Fall können wir die Ursache an der Oberfläche noch gut erkennen. Plötzlich müssen wir dadurch akut innehalten in unserem bisherigen Tun. Gleichsam aus der „vollsten Gesundheit" heraus fallen wir in ein Loch, in ein Unglück...

Eine solche Situation ist homöopathisch gesehen der Notfall:

Im Falle eines Falles dürfen und sollen Sie deshalb zur Homöopathie greifen, so gut, so rasch und so gekonnt es die Lage und Ihre Kenntnisse erlauben!

WIE FINDE ICH NUN DAS GEEIGNETE MITTEL?

Bei der vorliegenden eingeschränkten Form können natürlich nicht alle Möglichkeiten der klassischen Mittelfindung aufgeführt werden. Aber dafür fehlt im Notfall sowieso die Zeit. Einen wichtigen Grundsatz der homöopathischen Mittelfindung liefert uns jedoch der Notfall selbst, ist er doch meist Causa, also Ursache der Krankheit. Wir fragen uns somit zuerst:

- ➔ Wodurch wurde die Krankheit verursacht? (zum Beispiel Verletzung durch Schlag, Stoss usw.).
- ➔ Welche Besonderheiten bestehen? (z.B. psychische Verfassung, Zustandsbeobachtungen)
- ➔ Wie und wo genau äussern sich die Symptome?

Nachdem Sie sich diese Fragen gewissenhaft gestellt haben, suchen Sie im vorliegenden Buch zuerst:

1. **Grob** ➔ gemäss Symptomenverzeichnis, unter der entsprechenden Überschrift.

2. **Fein** ➔ gemäss Beschwerden-Index: Auch wenn Sie ein Mittel aufgrund einer besonderen Beobachtung unter einer anderen Überschrift gefunden haben, kann dieses homöopathische Mittel richtig sein! Der Beschwerden-Index befindet sich am Ende des Buches.

3. Das gefundene Mittel überprüfen Sie nun in der Mittelübersicht, indem Sie den Text nachlesen und feststellen, bei welchem Sie die meisten Übereinstimmungen finden.

Es versteht sich von selbst, dass das ähnlichste, dem Bild entsprechende Mittel verabreicht wird.

TIP

Wer sich intensiver mit Homöopathie befassen will, sollte zur genaueren Mittelüberprüfung eine Taschenbuch-Arzneimittellehre als Ergänzung zu diesem Buch zu Rate ziehen, wenn die Zeit es erlaubt!

WIE GEBEN UND WIE OFT?

Hahnemann sprach von der „kleinstmöglichen" Gabe, um den grössten Heilreiz zu erzielen. Das bedeutet:

1. 1 - 2 Globuli, unter die Zunge geschoben, gleich nachdem die ersten einschätzenden und lebensrettenden Massnahmen getroffen wurden, reichen aus. Aber **bitte nur ein Mittel geben.** Gerade im Notfall bedarf es einer eindeutigen Erstinformation!

2. Weitere Gaben erst, wenn sich das Symptomebild bzw. die Situation des Patienten deutlich verändert hat. Das kann im

Notfall bereits stündlich passieren - das neue Mittel muss dann im Ähnlichkeitsprinzip dem neuen Bild entsprechen!

3. Die bestmögliche Wirkung wird erzielt, wenn das Mittel ca. 1 Minute im Mund behalten wird. Die Einnahme sollte nicht unmittelbar vor oder nach dem Essen, Trinken, Rauchen oder Zähneputzen erfolgen. Im Laufe der nächsten Zeit sollten die sogenannten Antidote - das sind Mittel oder Substanzen, die die Heilwirkung der jeweiligen Arznei besonders schwächen oder verändern können - gemieden werden.

➔ Siehe dazu auch unseren Anhang Arzneimittelbilder!

ERFORDERT HOMÖOPATHIE EINE BESONDERE LEBENSWEISE?

Viele Patienten sind unangenehm berührt, wenn ihnen während einer homöopathischen Therapie so manches liebgewordene Laster vermiest wird.

So empfiehlt der Homöopath manchmal das Weglassen einzelner Substanzen wie z.B.

- Kaffee und koffeinhaltige Getränke wie Cola, Mate-Tee und ähnliches
- Essig
- Obst- und Gemüsesäuren in Zitrusfrüchten oder sauren Gurken
- Kampfer, das in nach Pfefferminz schmeckenden Tees, Ölen oder Einreibesubstanzen enthalten ist
- scharf gewürzte Speisen
- Nikotin

Ist das Weglassen dieser sogenannten Antidote wirklich notwendig?

Nun, auch in der Natur gibt es Pflanzen, die nicht nebeneinander gedeihen und sich deshalb strikt meiden, da sie einander im Wachstum hemmen oder sich gegenseitig schwächen. Ebenso kann ein „Gegengift" eine arzneiliche Heilwirkung verhindern oder völlig aufheben.

Exakt aus diesem Grunde sollte die in der Homöopathie empfohlene „schonende" Lebensweise während der Behandlung eingehalten werden. Die subtile geistige Heilinformation, die die Homöopathie in Gang setzt, kann sich dann ungestört entfalten!

WAS SOLLTEN SIE ZUSÄTZLICH TUN?

Neben den Zusatz-Tips, die in diesem Buch zu finden sind und die Sie nach Bedarf anwenden können, sollte vor allem dafür gesorgt werden, dass die Wirkung der homöopathischen Mittel überprüft werden kann.

Das bedeutet, dass Sie die wichtigsten Dinge gewissenhaft aufschreiben, um so eine mögliche Nachüberprüfung durch einen Homöopathen zu ermöglichen.

Diese wichtigen Informationen sind:

- Mittel, Zeitpunkt und Grund der Mittelgabe
- Veränderung nach der Mittelgabe
- Gegebenenfalls auftretende Träume und andere auffällige Erscheinungen

Wenn Sie all dies beherzigen, dürfen Sie sich getrost und zuversichtlich an die homöopathische Hilfeleistung wagen.

WAS KANN NACH DER MITTELEINNAHME PASSIEREN ?

- Das Mittel hilft. Gerade im akuten Notfall kann das sehr rasch passieren. Eine deutliche Besserung des Zustandes stellt sich ein, oft zuerst psychisch, dann körperlich. Die Beschwerden entwickeln sich langsam zurück, meist von innen nach aussen, von oben nach unten bzw. die zuletzt aufgetretenen bessern sich zuerst (Heringsches Gesetz[19]).
- Das Mittel hilft anfangs gut, dann aber nicht mehr. Jetzt gilt es zu überprüfen, ob sich die Symptome verändert haben. Es muss dann das nächste Mittel, den veränderten Symptomen entsprechend, ausgesucht und verabreicht werden.
- Nach Einnahme des Mittels werden die Symptome kurzzeitig schlimmer bzw. heftiger (Erstverschlechterung), danach aber tritt Besserung ein. Diese Reaktion ist häufig und im homöopathischen Sinne ungefährlich, da dadurch die körpereigenen Abwehrkräfte zu verstärkter Tätigkeit angeregt werden. Bitte einfach abwarten, bis die Erstreaktion abgeklungen ist. (Im chronischen Prozess kann dies von einigen Stunden bis zu drei Tagen dauern, im Akutgeschehen geht es schneller!)
- Die Beschwerden werden zunehmend schlechter, das Mittel hilft nicht. Wahrscheinlich wurde eine falsche Wahl getroffen. Hier empfiehlt es sich, wenn möglich einen ausgebildeten Homöopathen aufzusuchen oder im Akutfall nach etwa einer Stunde ein dem neuen Beschwerdebild angepasstes Mittel zu verabreichen.

---

[19] **Heringsches Gesetz:** Das von Constantin Hering, einem Schüler Hahnemanns, entwickelte Modell zur Überprüfung der homöopathischen Wirkungsweise.

- Keine Reaktion - homöopathisch gesehen die schlechteste Variante: Hier ist zu befürchten, dass eine Blockade vorliegt (medikamentös, Herdgeschehen, psychisch etc.), die nur mit erfahrener Hilfestellung (homöopathisch ausgebildeter Arzt oder Therapeut) angegangen werden kann. Im alleräussersten Notfall kann nach etwa einer Stunde eine verstärkte Mittelgabe in Form einer höheren Potenz, besser noch in Form eines stimmigeren Mittels versucht werden.

Wenn es Ort und Zeit erlauben, die Krankheit sich trotz homöopathischer Behandlung nicht bessert, die Symptome ernst, heftig oder ungewöhnlich sind oder ungenügende bis keine Erfolge mit homöopathischen Mitteln erzielt werden können, sollte fachliche Hilfe in Anspruch genommen werden! Verlieren Sie keine Zeit und suchen Sie rechtzeitig einen Arzt auf.

BRAUCHT JEDE KRANKHEIT HOMÖOPATHIE ?

In unserer heutigen Zeit ist es üblich geworden, jedes Wehwehchen, jegliche Anzeichen von „Schwäche", sofort zu unterdrücken. Wer sich nicht fit und dynamisch fühlt, putscht sich auf, wer Schmerzen hat, beseitigt diese.

Die Folge ist, dass unser Immunsystem verlernt hat, auf ganz normale Herausforderungen selbständig zu reagieren. Gerade bei Kindern, bei denen dieses trainiert werden müsste, damit Sie auch weitere Krankheiten und Herausforderungen des Lebens gut überstehen, ist das eine ungute Sache. Vielleicht liegt darin auch der Grund, dass das Abwehrsystem beim Menschen immer mehr ausser Rhythmus gerät und Allergien oder chronisch-verschleppte Zustände zunehmen.

Für uns Homöopathen heisst das aber: Nicht jede einfache Erkältung, jedes Unbehagen sofort unterdrücken! Ein gesunder Körper wird damit von selbst fertig, wenn wir die Signale einfach zulassen und ein wenig kürzer treten. Das gilt zwar nicht für Notfälle, wohl aber für unseren nachfolgenden Symptometeil: Setzen Sie also Homöopathie in diesen Fällen bitte nur dann ein, wenn zu erwarten ist, dass die Krankheit zu heftig ist, sich verzögert oder ein aussergewöhnlicher Einfluss (Reise, Nässe, Kälte etc.) diese verursacht hat.

WIE SOLLEN HOMÖOPATHISCHE MITTEL AUFBEWAHRT WERDEN?

Homöopathische Arzneien übertragen Informationen auf feinster Schwingungsebene und sollten daher vor überlagernden Fremdeinflüssen gut geschützt werden. Daher bitte die Mittel zu Hause an einem kühlen, dunklen Ort aufbewahren. Ausserdem ist die Nähe stark riechender Substanzen wie Parfüme und Duftöle zu meiden, ebenso sind Strahleneinflüsse durch Fernseher, Computer etc. zu umgehen. Da Strahlenbelastung besonders auch bei Flugreisen[20] gegeben ist, wird empfohlen, die homöopathische Reiseapotheke in einem Lederetui und zusätzlich in einer Foto-Film-Bleitasche zu transportieren (Strahlenbelastung durch Flug und Zollkontrolle!).

Zum Trost - viele Reisende berichteten uns, dass ihre homöopathischen Mittel trotz Durchleuchtung und Flug immer noch bestens wirkten.
Wenn man für die richtige Aufbewahrung der homöopathischen Globuli sorgt, sind diese praktisch unbegrenzt haltbar. Man munkelt sogar, dass die einst von Dr. Hahnemann selbst hergestellten Mittel noch immer eine durchschlagende Heilwirkung aufweisen!

---

[20]**Flugreisen:** Man weiss heute, dass ein Atlantikflug eine weitaus grössere Strahlenbelastung darstellt als die oft zitierten Röntgenaufnahmen.

NOTFALL

Kennen Sie folgende Situation?

Sie fahren auf der Strasse, vielleicht mit den Gedanken noch ganz woanders. Plötzlich befinden Sie sich in einem Stau. Im Schrittempo registrieren Sie: Blaulicht, ein Rettungswagen, ein Verletzter liegt am Strassenrand, jemand kniet bei ihm. Unbehagen beschleicht Sie, und Sie sind froh, nicht als erster dazugekommen zu sein. Und Ihr schlechtes Gewissen rührt sich...

„Man sollte sich eigentlich wieder einmal mit den wichtigsten Erste-Hilfe-Leistungen vertraut machen." Als Homöopath oder homöopathischer Patient haben Sie vielleicht sogar eine homöopathische Taschenapotheke dabei. Wenn Sie selbst in eine solche Situation kämen, würden Sie sicher nur ungern auf eine gekonnte Erste Hilfe mit homöopathischer Begleitung verzichten.

Nehmen Sie also im Falle eines Falles Ihre Notfalltropfen und stellen Sie sich mutig der Situation.

ERSTE HILFE BEDEUTET ZUALLERERST:

Lebensrettende Sofortmassnahmen durchführen. Das sind alle Hilfeleistungen, die unmittelbar der Erhaltung des Lebens eines Schwerverletzten, akut lebensbedrohlich Erkrankten oder Vergifteten dienen. Sie müssen in folgenden Notfällen durchgeführt werden:

Gefahrenzone	➔	**Unfallstelle sichern**, aus Gefahrenbereich retten
Bewusstlosigkeit	➔	Stabile Seitenlagerung
Atemstillstand	➔	Beatmung
Kreislaufstillstand	➔	Beatmung und Herzmassage
Starke Blutung	➔	Blutstillung
Schock	➔	Schockbekämpfung

DEN NOTRUF VERANLASSEN	A	D	CH
FEUERWEHR	122	112	118
POLIZEI	133	110	117
RETTUNGSDIENST	144	110	144
VERGIFTUNGS-ZENTRALE	01-406 43 43	89-19 240	01-251 51 51
EUROPÄISCHE NOTRUFNUMMER	112	FUNKTIONIERT ÜBERALL, AUCH BEI UNEINGELÖSTEN NATEL!	

DER NOTRUF MUSS FOLGENDE INFORMATION ENTHALTEN:

Wo ist der Notfall ?
Was ist geschehen ?
Wieviele Verletzte/Betroffene sind zu versorgen?
Welche Verletzungen/Krankheitszeichen haben die Betroffenen?
Warten auf eventuelle Rückfragen!

WEITERE ERSTE HILFE LEISTEN

Den Verletzten vor zusätzlichen Schädigungen und Gefahren bewahren, Wunden versorgen und Schmerzen durch sachgerechte Lagerung oder andere Hilfeleistung lindern. Den Verletzten betreuen, trösten und Zuversicht ausstrahlen, sowie unbedachtes und falsches Eingreifen Dritter verhindern.

MERKE: Immer zuerst die lebensrettenden Erste-Hilfe-Massnahmen durchführen, dann erst begleitende Homöopathie! 1 - 2 Globuli, unter die Zunge gelegt, genügen! Wählen Sie zur gezielten homöopathischen Hilfestellung von den angeführten Mitteln jeweils nur eines, das Ihnen als das passendste erscheint. Nur wenn ausdrücklich ein zusätzliches Mittel angegeben ist, ist dieses bei Übereinstimmung nach der angegebenen Zeit nachzugeben.

Rettung aus akuter Gefahr

Erkennen: Der Verletzte liegt zum Beispiel auf der Fahrbahn unmittelbar neben einem brennenden Fahrzeug. Dadurch droht allen Beteiligten die Gefahr, überfahren zu werden oder Verbrennungen zu erleiden.

Was tun? Den Verletzten an einen sicheren Ort bringen!

Fahrzeuginsassen können wegen erlittener Verletzungen nicht aussteigen.

Welche Gefahr droht? Ersticken - Verbrennungen.
Was tun? Fahrzeuginsassen retten!

Ausführung 1 ➔ bei liegendem Verletzten

1. Von hinten zum Kopf des Verletzten treten; Füsse neben dessen Ohren.
2. Unter den Nacken des Liegenden greifen.
3. Verletzten zum vornübergebeugten Sitzen bringen, dicht herantreten und mit Knien stützen.

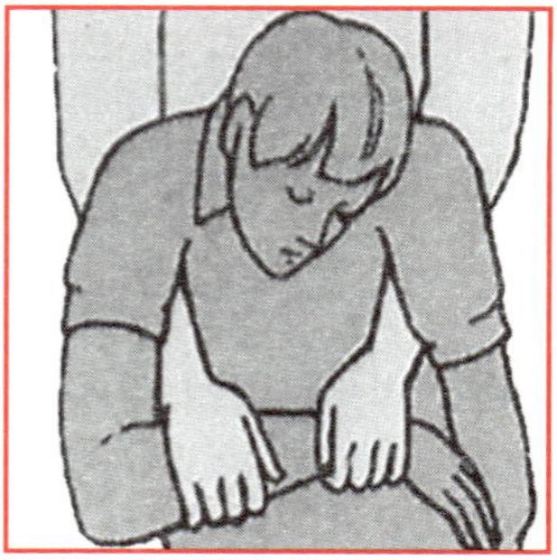

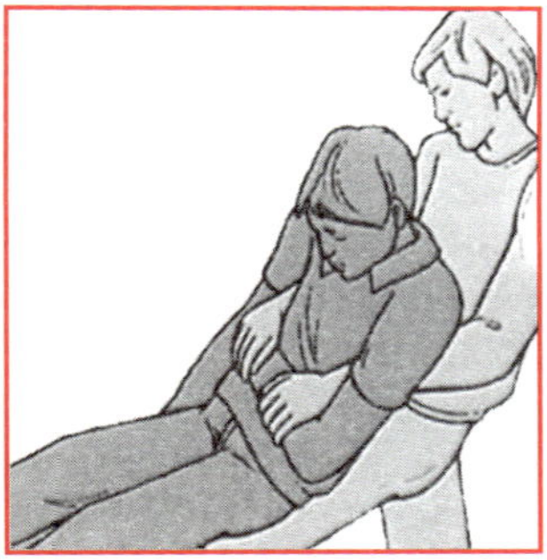

4. Unterarm des Sitzenden vor dessen Leib legen; mit beiden Armen unter den Achselhöhlen durchgreifen und den Unterarm fassen.
5. Körpergewicht nach hinten verlagern, sich im Kreuz aufrichten und den Verletzten rückwärts gehend ziehen.

Ausführung 2 ➔ bei im Fahrzeug sitzendem Verletzten

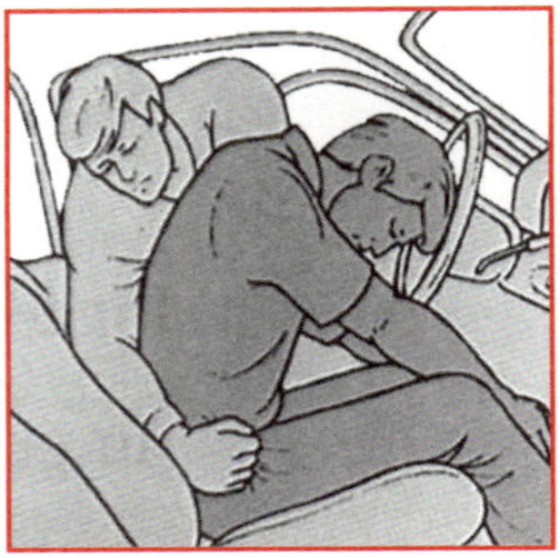

1. Sitzenden in Höhe der Sitzfläche von hinten umfassen.
2. Kleidung im Hüftbereich ergreifen.
3. Mit einer kräftigen Bewegung zu sich herumziehen.
4. Beide Arme greifen unter beiden Achselhöhlen durch.

➔ Fortsetzung wie Ausführung 1

HELM ABNEHMEN

Eine sachgemässe Versorgung eines bewusstlosen Motorradfahrers kann nur mit abgenommenem Helm erfolgen (z.B. Beatmung, stabile Seitenlage).

ACHTUNG: Helmabnahme sollte zu zweit erfolgen. Eine korrekte Helmabnahme verhindert im Fall einer Halswirbelverletzung zusätzlich auftretende Schäden!

Ausführung:

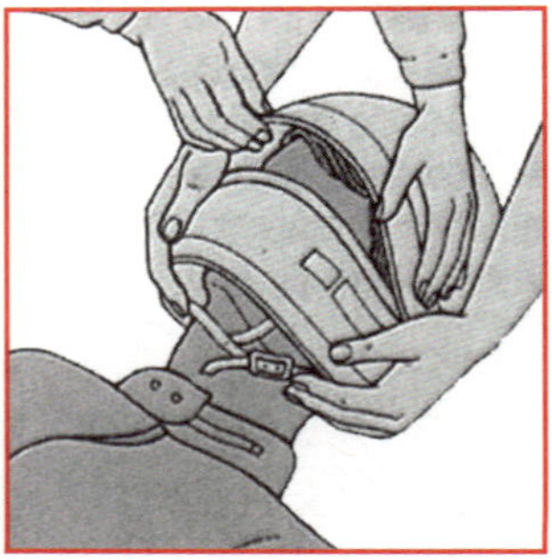

1. Ein Helfer kniet oberhalb des Kopfes und streckt den Hals des Verletzen, indem er mit beiden Händen von oben Helm und Unterkiefer fasst.
2. Der andere Helfer kniet sich seitlich neben den Kopf, klappt das Visier auf, entfernt evtl. Brille und hinderliche Kleidungsstücke und öffnet den Kinnriemen.

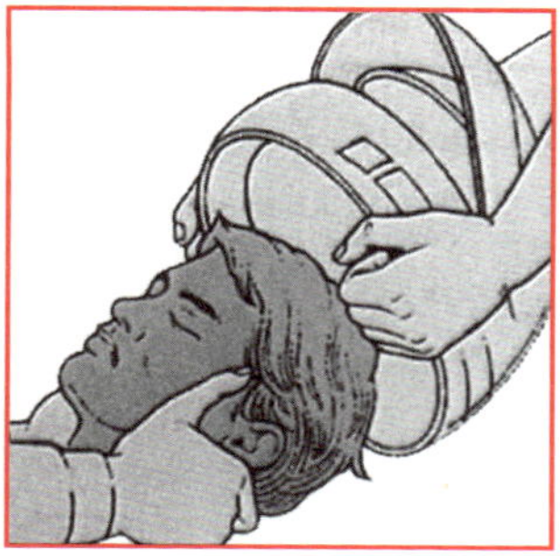

3. Nun übernimmt er die Streckung, indem er mit beiden Händen von unten den Hals umfasst und einen zum Kopf hin gerichteten Zug ausübt. Dabei darf kein Druck auf die Halsschlagadern entstehen!
4. Jetzt weitet der erste Helfer den Helm seitlich, hebt ihn über die Nase und zieht ihn nach oben ab.

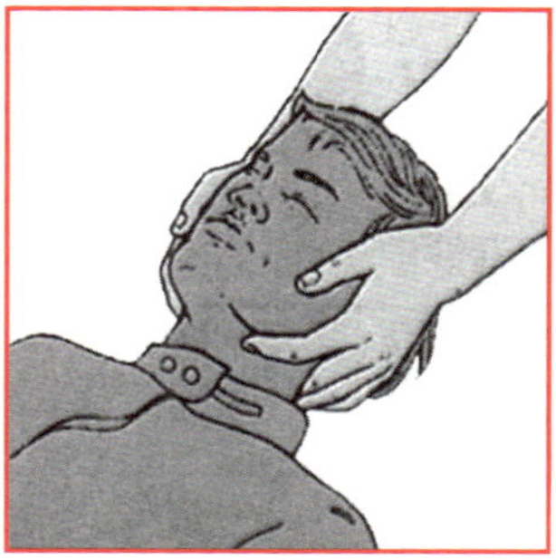

5. Anschliessend umfasst der Helfer den Kopf des Verletzten fest über den Ohren, umgreift dabei mit den Fingern den Kiefer und übt gleichmässigen, geraden Zug in Längsrichtung des Körpers aus.

Diese Massnahmen sind besonders für die stabile Seitenlage wichtig (siehe Bewusstlosigkeit). Dabei müssen Sie darauf achten, dass der Kopf unter Beibehaltung der Streckung entsprechend der Körperdrehung mitgedreht wird.

MERKE: Während der gesamten Massnahme müssen Sie genau darauf achten, dass die Streckung des Halses in Längsrichtung immer beibehalten wird.

SCHÄDELVERLETZUNGEN / KNOCHENBRÜCHE

Begleitende Homöopathie

ARNICA

Bei Verdacht auf Schädel- oder Rückgratverletzung. Globuli unter die Zunge legen. Zusätzlich ca. nach 20 Minuten:

HYPERICUM
Bei Verdacht auf Nervenverletzung (Wirbelsäulenfraktur, Schädel-Hirntrauma, Rückenmarksverletzung, Gehirnerschütterung).

KNOCHENBRUCH

- Verletzte Gliedmassen (Arm, Bein...) nicht bewegen
- Bei offenen Knochenbrüchen (Wunden im Bereich der Bruchstelle) sofort keimfreien Verband anlegen.
- Beengende Kleidungsstücke, Schuhriemen und Ähnliches lokkern, Schuhe aber nicht ausziehen.
- Ruhigstellung der Gliedmassen durch unterstützende Lagerung - zum Beispiel links und rechts eine zusammengerollte Decke als Stütze.
- Bei Schock: Schockbekämpfung (siehe Seite: 47)
- Notruf

Begleitende Homöopathie

ARNICA
Bei Schockzustand, entkrampft die Muskulatur.

SYMPHYTUM
Fördert die Heilungstendenz des Knochens, die Schmerzen werden erträglich gemacht.

CALCIUM CARB.
Bei langsamer Knochenbruchheilung, fördert die Knochenbildung.

RUTA
Wird bei schmerzhaften Knochenhautverletzungen verabreicht.

DIE VITALFUNKTIONEN

Kleine Überprüfungsformel: GABI

G	➔	Gibt er Antwort?
A	➔	Atmet er?
B	➔	Blutet er?
I	➔	Ist Puls fühlbar?

BEWUSSTLOSIGKEIT

Einen bewusstlosen Menschen dürfen Sie grundsätzlich nicht allein lassen. Gefahr: Durch Erbrechen können Atmung und Kreislauffunktion aussetzen! Die einzige Ausnahme ist eine Situation, in der Sie als einziger Helfer den Notruf übernehmen müssen.

Bewusstsein

kontrollieren durch (lautes) Ansprechen und Anfassen (rütteln).

Atmung

kontrollieren:

1. Der Helfer kniet neben dem Kopf des Verletzten.
2. Er öffnet den Mund des Betroffenen und inspiziert den Mund-Rachen-Raum. Gegebenenfalls Fremdkörper (z.B. Erbrochenes, Gebiss) bei seitwärts gedrehtem Kopf des Verletzten mit Finger ausräumen.
3. Eine Hand auf die Stirn-Haar-Grenze, zweite Hand an den Unterkiefer. Jetzt wird der Kopf gewaltfrei nackenwärts überstreckt, der Unterkiefer angehoben und der Mund leicht geöffnet.
4. In dieser Kopfposition eigenes Ohr über Mund und Nase des Betroffenen halten:
   - hören der Atemgeräusche
   - fühlen der Ausatemluft
   - sehen der Bauch- und Brustkorbbewegung

Kreislauf

kontrollieren durch Pulskontrolle am Handgelenk und bei bewusstlosen Patienten an den Halsschlagadern (auf beiden Seiten, nacheinander, 5 Sekunden lang). Zuvor muss der Betroffene jedoch in die stabile Seitenlage gebracht werden (Aspirationsprophylaxe)[21], nachdem Sie sich durch die Atemkontrolle (siehe oben) vergewissert haben, dass er eigenständig atmet.

Stabile Seitenlage:

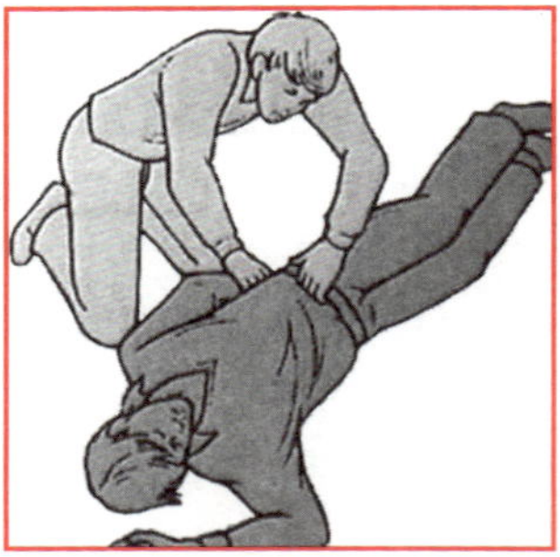

1. Stellen oder knien Sie sich seitlich neben den Bewusstlosen. Heben Sie ihn in Hüfthöhe an, schieben Sie den Ihnen zugewandten Arm des Betroffenen so weit wie möglich unter seinen Körper.

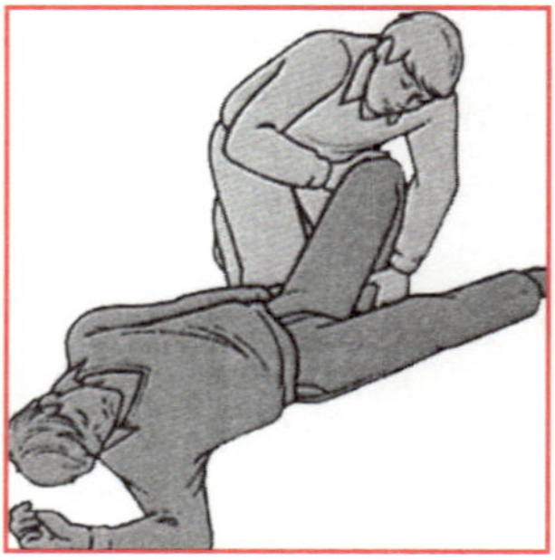

2. Beugen Sie das Ihnen zugewandte Bein des Bewusstlosen im Knie und stellen Sie den Fuss so nahe wie möglich an das Gesäss.

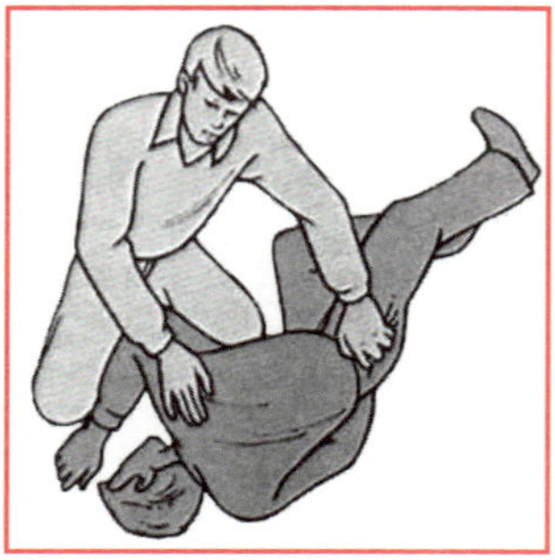

3. Fassen Sie Schulter und Hüfte und ziehen Sie den Bewusstlosen behutsam und gleichmässig zu sich herüber. Dabei können Sie den Körper mit Ihrem Bein stützen.

[21]**Aspirationsprophylaxe:** Massnahme, die einer Verstopfung/Blockierung der Atemwege durch Erbrochenes, Zähne, Blut etc. vorbeugt.

4. Heben Sie den Bewusstlosen mit der linken Hand am Hosenbund leicht an. Ziehen Sie den unter seinem Körper liegenden Arm am Ellenbogen.
5. Fassen Sie den Kopf mit beiden Händen an Stirn und Kinn und überstrecken Sie ihn vorsichtig nackenwärts. Drehen Sie das Gesicht in Richtung Boden.

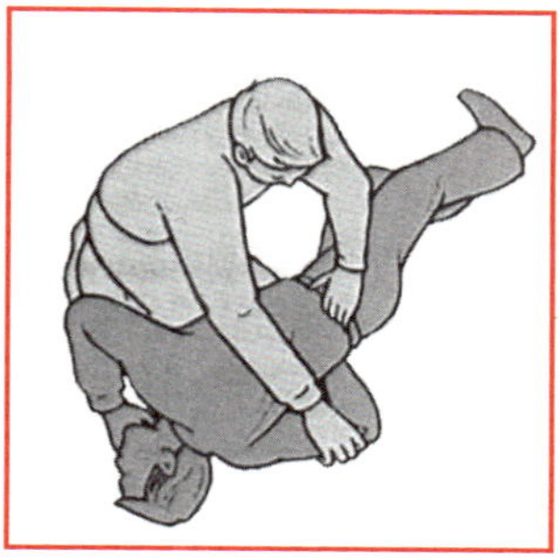

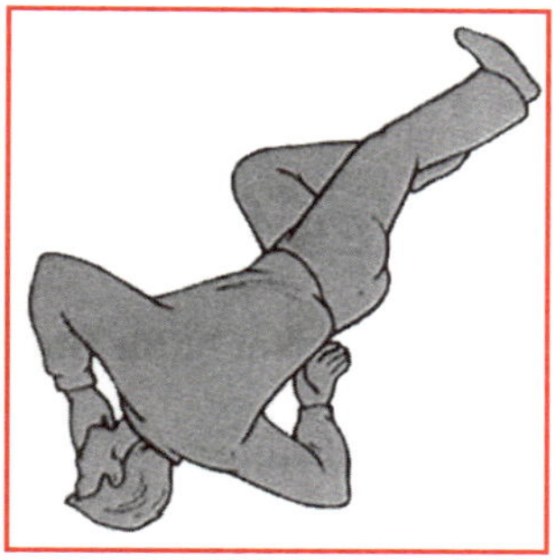

6. Die korrekte stabile Seitenlage sehen Sie im Bild. Der Mundwinkel des Bewusstlosen muss nun die tiefste Stelle des Körpers sein. Damit haben Sie sichergestellt, dass die Atmungswege frei gehalten werden und Flüssigkeiten ungehindert abfliessen.

MERKE: Auf keinen Fall ein Kissen, eine Decke bzw. Arm oder Hand des Verletzten unter den Kopf schieben !!!

Begleitende Homöopathie

ARNICA

Bei Wunden, Blutungen aus Wunden und Körperhöhlen (Gehirnerschütterung/Schlaganfall), Patient ist überempfindlich gegen Berührung, apathisch und zerschlagen.

CAMPHORA

Kollaps plötzlich, eisige Haut (innere Hitze), kalte Schweisse, Muskelkrämpfe, Übelkeit, Brechwürgen, Kälte - stösst jedoch die Decke weg, Mund und Atem kalt, verzerrtes Gesicht.

CHAMOMILLA
Grosse Unruhe, Körper kalt und frostig, Gesicht und Atem heiss, oft eine Wange rot, die andere blass und kalt, Haut feucht und heiss, Zusammenfahren und Zucken, Krämpfe.

HYPERICUM
Gesicht gerötet, erweiterte Pupillen, sehr beschleunigter Puls, Folge von Gehirn und Rückenmarkserschütterung.

VERATRUM ALBUM
Gesicht blass, eingefallen, kalter Schweiss, Kollaps bei peripherer Kreislaufschwäche, bei akuten Infekten und Herzerkrankungen.

CARBO VEGETABILIS
Blasses, gedunsenes Gesicht mit Zyanose (durch Sauerstoffmangel auftretende Bläulichfärbung der Haut und Lippen), Puls kaum spürbar.

ARSENICUM ALBUM
Ruhelose Angst und Erschöpfung, motorische Unruhe, Blässe und Kälte, frostig, will am Kopf aber Kühle, Kollaps mit Angst.

TABACUM
Gesicht leichenblass, eingefallen, kalter Schweiss, eiskalt am ganzen Körper. Sterbenselend mit Schwindel und Kälte, Erbrechen bei geringer Bewegung. Puls weich, unregelmässig, mal schnell, mal langsam, aussetzend.

ATEMSTILLSTAND

Erkennen: Bewusstsein / Atmung haben ausgesetzt, Kreislauf ist vorhanden (Puls ist tastbar).

Was tun? Sofortige Atemspende durchführen!

MUND-ZU-NASE-BEATMUNG

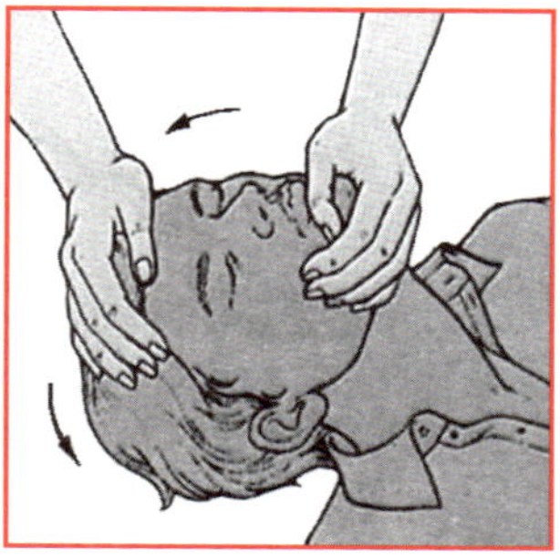

Ausführung:

1. Nachdem Sie den Kopf des Bewusstlosen überstreckt haben, drücken Sie seine Unterlippe mit dem Daumen gegen die Oberlippe und verschliessen so den Mund.

2. Eigenen Mund weit öffnen und einatmen. Dann setzen Sie Ihren Mund fest um die Nase des Verletzten herum auf und blasen Ihre Ausatemluft gleichmässig in seine Nase ein.

3. Drehen Sie nach dem Einblasen Ihren Kopf zur Seite und beobachten Sie das Zurücksinken des Brustkorbs. Gleichzeitig hören Sie das Entweichen der Ausatemluft. So kontrollieren Sie ständig die Korrektheit Ihrer Beatmung. Atmen Sie wieder ein und wiederholen Sie die Atemspende.

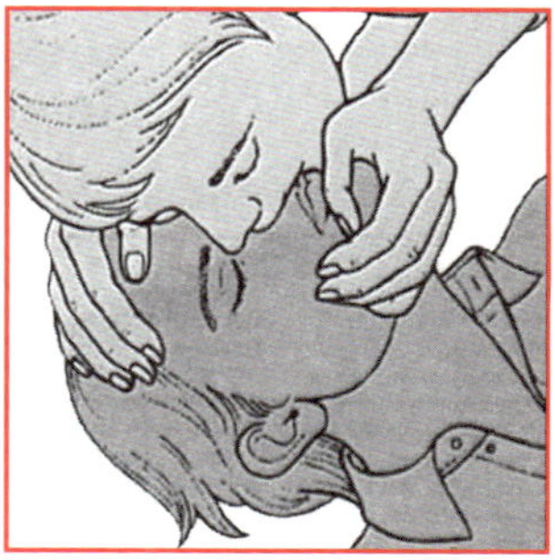

MERKE: **Beatmen Sie ca. 12 - 15 mal in der Minute !**

MUND-ZU-MUND-BEATMUNG

Im Vergleich zur Mund-zu-Nase-Beatmung hat diese Methode den Nachteil, dass durch einen zu grossen Beatmungsdruck leicht Luft in den Magen von Bewusstlosen gelangen kann. Dies könnte zum Erbrechen und damit zu einer Störung der Atmung führen!

Ausführung:

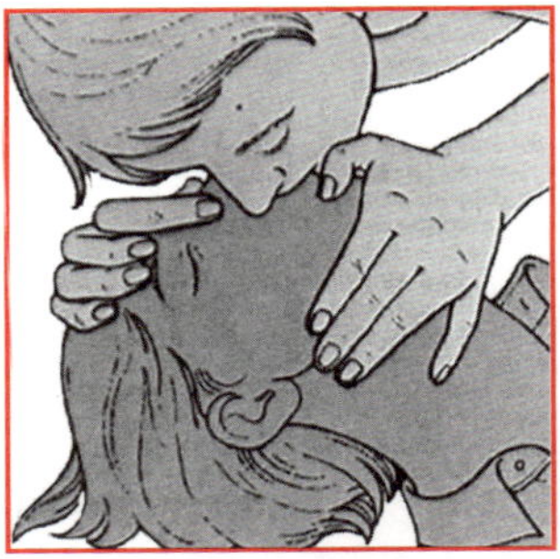

1. Kopflage nicht verändern! (vgl. Mund-Nase)
2. Daumen und Zeigefinger verschliessen die Nase.
3. Mund des Verunglückten nur wenig öffnen und beatmen.
4. Die Kontrolle Ihrer Beatmung erfolgt wie bei der Mund-zu-Nase-Beatmung.

Sie beenden die Beatmung, entweder wenn der Rettungsdienst die Behandlung übernimmt oder wenn bei dem Bewusstlosen die Atmung wieder einsetzt. Im zweiten Fall bringen Sie ihn in die stabile Seitenlage und überwachen weiterhin Bewusstsein, Atmung und Kreislauf.

Begleitende Homöopathie

CARBO VEGETABILIS

Grosse Blässe des Gesichts, bläulich (Lippen), kalter Schweiss, Puls beschleunigt, unregelmässig, später fadenförmig, unfühlbar; Glieder, vor allem Füsse, kalt. Mittel besonders für ältere Menschen bei abnehmender Lebenskraft. Dieses Mittel gilt als das grosse „Entscheidungsmittel" in der Homöopathie und ist auch in scheinbar ausweglosen Situationen einzusetzen, um einen letzten Lebensfunken zu entfachen. Falls dies nicht gelingt, schafft es als „Mittel vor dem Tode" einen harmonischen Übergang in eine andere Welt.

CAMPHORA

Gesicht eingefallen, blass, schwer leidend, eiskalte Haut, kalte Schweisse. Das Mittel ist in diesem Zusammenhang besonders bei Kindern und Säuglingen einsetzbar.

HERZ-KREISLAUFSTILLSTAND

HERZ-LUNGEN-WIEDERBELEBUNG

Erkennen: Bewusstlosigkeit, Atemstillstand, Atem und Herzschlag haben ausgesetzt, Puls an beiden Halsseiten nicht fühlbar.

Welche Gefahr droht? Tod durch Sauerstoffmangel.

Was tun? Sofortige Atemspende sowie Herzmassagen im ständigen Wechsel.

MERKE: Diese Massnahme können Sie nur im Rahmen eines Erste Hilfe-Kurses an geeigneten Übungspuppen erlernen. Keinesfalls dürfen Sie die Herz-Lunge-Wiederbelebung ohne eine solche Ausbildung anwenden! Lebensbedrohende Verletzungen, z.B. durch Brechen der Rippen, können die Folge sein!

Ausführung:

1. Knien Sie an die Seite des Bewusstlosen. Tasten Sie sich durch Entlangfahren mit dem Zeigefinger der linken Hand am Rippenbogen bis zum Schwertfortsatz vor. Behalten Sie den Finger an dieser Stelle.

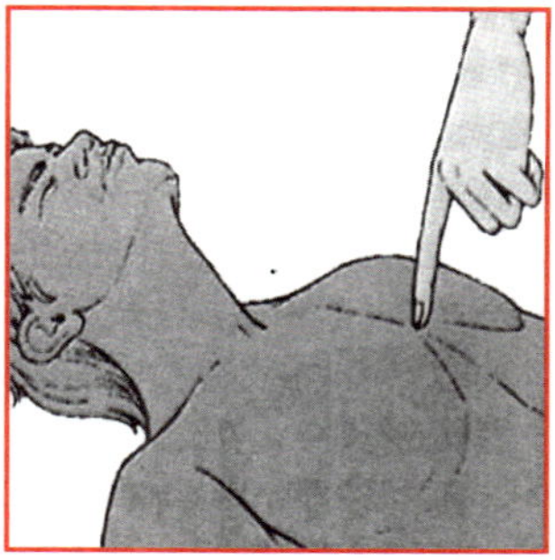

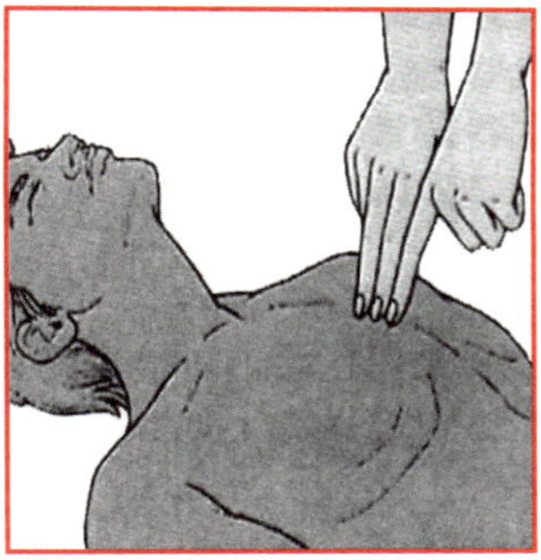

2. Legen Sie Zeige- und Mittelfinger der rechten Hand in Richtung Kopf seitlich daneben.

3. Setzen Sie den Handballen der linken Hand direkt daneben. Das ist der Druckpunkt! Wenn ohne Zeitverlust möglich, markieren Sie ihn etwa mit einem Kugelschreiber.

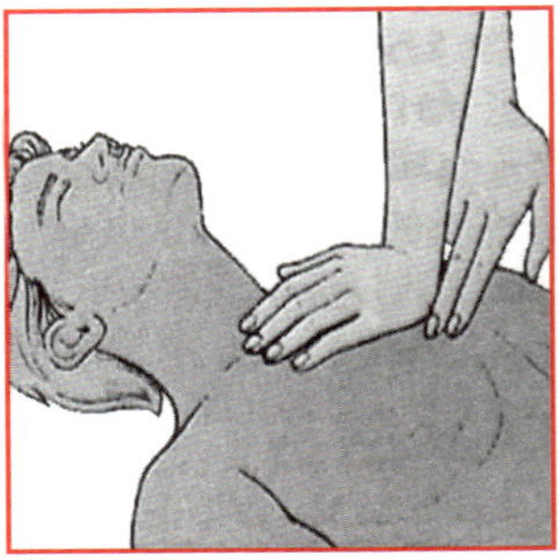

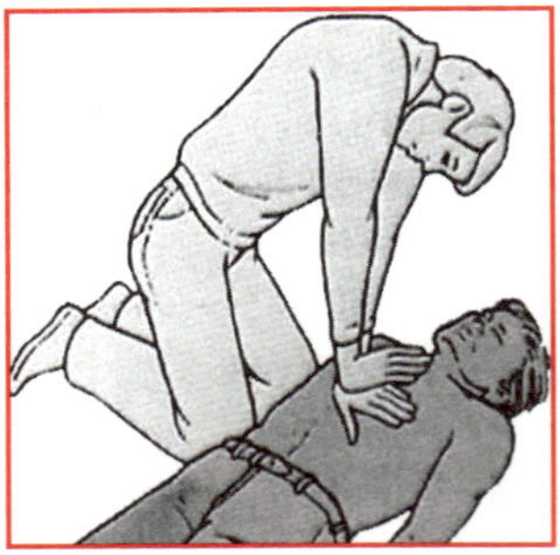

4. Setzen Sie den Handballen der rechten Hand auf den Handrücken der linken und strecken Sie die Finger nach oben. Strecken Sie die Arme durch und üben Sie Druck auf den Druckpunkt aus, indem Sie das Gewicht Ihres Oberkörpers senkrecht über die gestreckten Arme verlagern.

5. Beim Erwachsenen komprimieren Sie den Brustkorb 4 - 5 cm tief mit einer Frequenz von ca. 80 - 90 Druckmassagen je Minute. Nach je 15 Herzdruckmassagen wird 2 mal ausführlich beatmet. Die Pulskontrolle wird alle 4 Zyklen (= ca. 1 Minute) durchgeführt.

Begleitende Homöopathie

CARBO VEGETABILIS

In auswegloser Situation nach den erfolgten Massnahmen wählen wir das grosse „Entscheidungsmittel". Patient liegt regungslos wie tot da, bläulich-blasses Aussehen, kalter Schweiss, Puls beschleunigt, unregelmässig, später fadenförmig, unfühlbar; Glieder, besonders Füsse, kalt. Lebenskräfte fast erschöpft.

CAMPHORA

Wie Carbo Vegetab. einsetzbar bei Kindern und Säuglingen.

Bedrohliche Blutungen

Erkennen: Blutende Wunden.
Welche Gefahr droht? Schock, Verbluten.
Was tun? Abdrücken der zuführenden Arterie und Anlegen eines Druckverbandes!

Merke: Jede Blutung aus einer Wunde lässt sich durch genügend starken Druck von aussen auf die Blutungsstelle stillen. Gegebenenfalls muss der Helfende auch tief in die Wunde hineindrücken. Da jede starke Blutung zum Schock führen kann, muss im Anschluss an die Blutstillung stets die Schockbekämpfung durchgeführt werden (Seite 47).

Abdrücken

Ausführung:

1. Bei Blutungen aus Wunden im Bereich der Ellenbeuge, des Unterarms oder der Hand: Abdrücken der Oberarmschlagader.
2. Bei Blutungen aus Beinwunden: Abdrücken der Beinschlagader

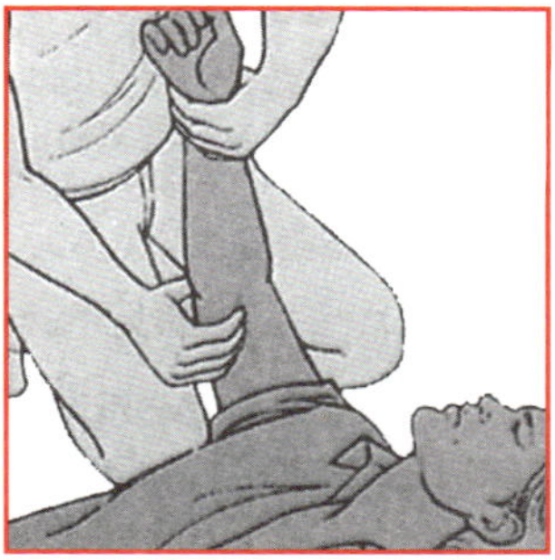

Druckverband

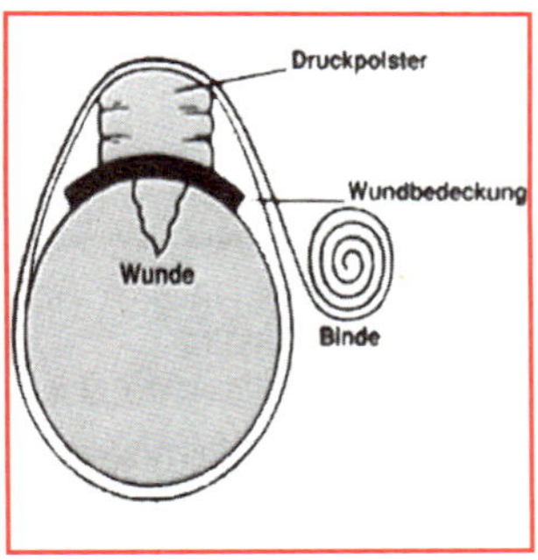

Ausführung mit Verbandpäckchen:

1. Das Mullkissen des Verbandpäckchens auf die Wunde legen und mit Bindengängen festhalten.
2. Druckpolster auf den Wundenbereich legen (Verbandpäckchen, Mullbinde) und unter mässig vermehrtem Zug festwickeln.

3. Blutet der erste Verband durch, erneut Druckpolster anlegen und mit Bindengängen befestigen.

Ausführung mit Dreiecktuchkrawatte:

1. Wundbedeckungen auflegen
2. Druckpolster auflegen
3. Mit Dreiecktuchkrawatte fixieren

Zur Unterstützung der Blutstillung sollte die betroffene Extremität weiterhin hochgehalten /-gelagert werden.

Begleitende Homöopathie

ARNICA

Das grosse Verletzungsmittel bei massiven Blutungen, Blutungen aus Wunden und Körperhöhlen mit Angst und Unruhe, Kopf heiss, Körper kalt. Wirkt besonders auf das arterielle System. Patient spielt oft massive Verletzungen herunter.

BELLIS PERENNIS

Wie Arnica ein Verletzungsmittel bei Blutungen mit Schmerzen, Wirkung hier verstärkt auf das venöse System.

CALENDULA

Risswunden, auch grössere Gewebsläsionen, die nicht mit einem Heftpflaster zusammengehalten werden können, begleitet von Schmerzen.

LACHESIS

Wenn kleine Wunden rasch und stark bluten oder das Blut dunkel ist und nicht gerinnt. Das Mittel ist auch einsetzbar bei Emboliegefahr. Wie fast alle homöopathischen Mittel wirkt Lachesis auch speziell vorbeugend gegen Blutvergiftung.

FERRUM PHOSPHORICUM

Blutungen nach Stoss aus Wunden, heftiges Nasenbluten.

STAPHISAGRIA
Schnittwunden von scharfen Instrumenten wie Messern, Werkzeugen, Rasiermessern oder Scherben, mit heftigen Wundschmerzen.

SCHOCK

Akut bis subakut einsetzendes, fortschreitendes Kreislaufversagen mit verminderter Gewebedurchblutung. Dabei besteht die Gefahr, dass lebensnotwendige Organe nicht mehr ausreichend versorgt werden. Ein Schockzustand kann sowohl durch psychische (Erschrecken, Angst) oder physische (Verletzung, Blutverlust) Ereignisse ausgelöst werden.

Erkennen: Schockanzeichen

Schneller (meist 100 Schläge/Min.) und schwächer werdender und schliesslich kaum noch tastbarer Puls. Fahle Blässe mit feuchtkalter Haut, meist kalter Schweiss auf der Stirn. Anfänglich meist unruhig, nervös und ängstlich, später verwirrt, teilnahmslos bis hin zur Bewusstlosigkeit.

MERKE: Wegen Mangeldurchblutung und Sauerstoffmangel werden lebenswichtige Organe gestört bzw. geschädigt. Jeder Schock bedeutet daher höchste Lebensgefahr!

Schockbekämpfung:

1. Falls erforderlich, sofortige Blutstillung.
2. Ständige Betreuung, Beobachtung und Beruhigung des Patienten.
3. Schocklage: Beine des Verletzten ca. 30 cm höher als der flach gelagerte Oberkörper. Mit dieser Mass-

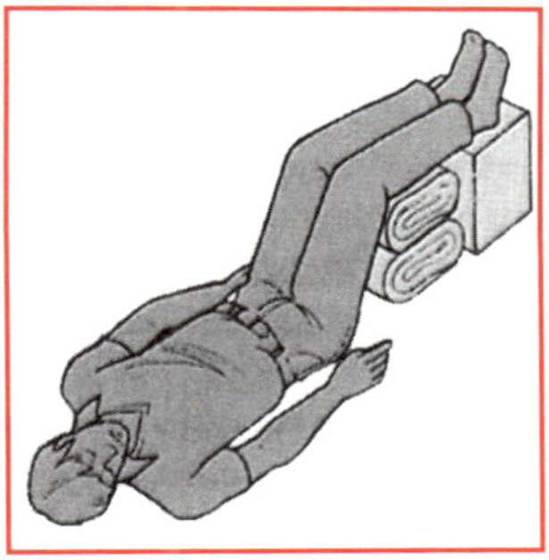

nahme wird den lebenswichtigen Organen zusätzlich Blut aus den Beinen zur Verfügung gestellt.

4. Eigenwärme des Patienten erhalten, ständige Kontrolle von Bewusstsein, Atmung und Kreislauf.

Begleitende Homöopathie

ACONITUM

Schock nach Schreck, ausgeprägte Schocksymptomatik, auch wenn die Verletzung dies nicht rechtfertigt, deutliche Anzeichen von Angst und Panik, Ruhelosigkeit, Todesfurcht, Puls gespannt und drahtig. Beim Aufrichten wird der Kranke blass oder ohnmächtig, friert.

ARNICA

Lehnt trotz schwerem Krankheitszustand Hilfe ab, fühlt sich wie zerschlagen, Ruhelosigkeit, wechselt dauernd die Lage, Furcht vor Berührung, Körper ist kalt, Gesicht und Kopf bilden dabei oft eine Ausnahme. Besonders bei Schock nach stumpfem Trauma (Schlag).

ARSENICUM ALBUM

Ruhelos, ängstlich, Furcht zu sterben, zeigt Kollapszeichen wie starke Erschöpfung, oft Erbrechen, gleichzeitig Durchfall, brennende Schmerzen, grosser Durst, trinkt dabei nur kleine Mengen.

CAMPHORA

Körper kalt, Gesicht blass und bläulich, seufzende Atmung, starke Erschöpfung, Hände und Füsse zittern, relativ wenig Schweiss.

CARBO VEGETABILIS

Geistig-körperlich erstarrt (Stupor), Seh- und Hörverlust, extrem schwächende und übelriechende Durchfälle, kalter Schweiss, rasselnde Atmung, fadenförmiger Puls.

VERBRENNUNGEN

Erkennen: Verbrennungen durch Kontakt mit heissen Gegenständen und offenem Feuer sowie durch elektrischen Strom bzw. Blitz.

Welche Gefahr droht? Schock, Infektion! (siehe Seite 47)

Was tun? Verbrennungsgebiet eindämmen, keimfreie Wundbedeckung. Bis zum Eintreffen des Rettungswagens Schockbekämpfung. Bei grösseren Verbrennungen entwickelt sich immer eine Verbrennungskrankheit, die grundsätzlich Krankenhausbehandlung erfordert.

Sofortmassnahmen:

1. ➔ Brennende Kleidung sofort löschen (Flammen durch Decken ersticken, Wasser...)
   ➔ Bei Verbrühungen wenn möglich die heisse Kleidung rasch aber vorsichtig entfernen.
2. Übergiessen Sie die verbrannten bzw. verbrühten Körperstellen sofort mit kaltem Wasser oder tauchen Sie sie so lange ins kalte Wasser ein, bis die Schmerzen nachlassen, mindestens jedoch 10 - 15 Minuten.
3. Bedecken Sie die Brandwunden mit einem keimfreien Verbandtuch.
4. Bei Anzeichen eines Schocks Körperwärme durch Zudecken erhalten und die Beine etwas erhöht lagern.
5. Bewusstsein, Atmung und Kreislauf ständig kontrollieren.

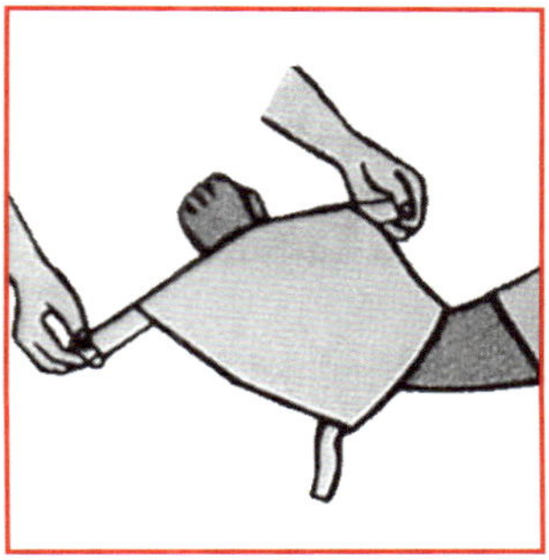

Begleitende Homöopathie

1.Grad: Hautrötung Erythem, verursacht durch Schwellung kleiner Gefässe.

CANTHARIS
Brennender Schmerz.

ARNICA
Dunkelrot, will nicht berührt werden.

BELLADONNA
Hellrot, klopfende Empfindung.

2.Grad: Brandblasen, Absonderung von Gewebeflüssigkeit.

CANTHARIS
Grosse, helle Blasen.

RHUS TOX.
Blasen werden rasch eitrig, Kälte verschlimmert.

APIS
Sulzige Blasen, ödematoses Gewebe, Wärme verschlechtert.

3.Grad: Gangrän, Verkohlung der gesamten Hautschicht.

ARSENICUM ALBUM
Brennender Schmerz, schwarze Ränder.

Nachbehandlung: Schlechte Wundheilung (mit Eiterung etc.)

CAUSTICUM
Harte Ränder, Keloid[22], heilt nicht.

---

[22]**Keloid:** Wulstnarbe, das heisst derbe, manchmal juckende Bindegewebswucherungen, die sich oft lange nach der Verletzung bilden.

TiP

Statt kaltem Wasser (Contraria-Behandlung!) verwenden Homöopathen erfolgreich Essig oder Alkohol zur Behandlung der Brandwunden! Der Flüssigkeit können noch 7 Notfalltropfen beigesetzt werden. Zur besseren Wundheilung Vitamin E-Hautöl (Kapseln) verwenden, kombiniert mit Notfallsalbe.

RAUCHVERGIFTUNG

Vorbeugen: Bei verqualmten Räumen nasses Tuch vor Mund und Nase halten. Räume gebückt oder kriechend verlassen, da in Bodennähe meistens noch ausreichend Luft vorhanden ist und bessere Sicht besteht.

Begleitende Homöopathie

BELLADONNA
Bei dunkelrotem, trockenem Gesicht, Gehirnreizung, rasenden Kopfschmerzen, Krämpfen.

TiP In leichten Fällen kann man Milch oder Kaffee geben!

ELEKTROUNFALL

Allgemein: Strom abschalten, Stecker ziehen, wenn nicht möglich, den Verletzen mit einem trockenen, nicht metallischen Gegenstand (Holz, Seil) aus Stromkreis ziehen.

Was tun?

1. Bewusstsein, Atmung und Kreislauf kontrollieren.
2. Je nach Zustand stabile Seitenlage, Atemspende oder Herz-

Lungen-Wiederbelebung.
3. Strommarken (Brandwunden an den Stromein- bzw. -austrittsstellen) keimfrei bedecken.

Begleitende Homöopathie

NUX VOMICA
Zustände von Scheintod, Patient liegt starr zusammengekrampft und bewusstlos da.

LACHESIS
Wenn das Gesicht des Patienten blau angelaufen ist, ist er in einen Lachesis-Zustand geraten.

PHOSPHORUS
Erblindung nach Blitzschlag.

VERGIFTUNGEN

Erkennen: Je nach Art und Menge des Giftes unterschiedliche Merkmale:
z. B. Übelkeit, Erbrechen, Bauchschmerzen, Durchfall; Schläfrigkeit, Verwirrung, Halluzinationen, undeutliche Sprache; Bewusstseinstrübung bis Koma; Atemstörungen (oberflächlich, verlangsamt) bis Atemstillstand; Schock, langsamer oder schneller Puls, Kreislaufstillstand; Muskelverkrampfungen, Pupillenveränderungen (z.B. stecknadelkopfgross).
Auch Augenzeugenberichte bzw. vorgefundene Behältnisse (z.B. leere Tablettenschachteln, Verpackungen) sind wichtige Anamnesekriterien zur Vergiftungsdiagnose.

Welche Gefahr droht? Schock, Bewusstlosigkeit, Atemstillstand, Kreislaufstillstand, Schädigung von Gehirn, Leber und Nieren.

Was tun?

- Im Vordergrund stehen lebensrettende Sofortmassnahmen

wie stabile Seitenlage, Atemspende (ausser bei Vergiftungen durch Kontaktgifte wie Schädlingsbekämpfungsmittel), Herz-Lungen-Wiederbelebung.

- Bei einem <u>bewusstseinsklaren</u> Patienten kann bei einer oralen Giftaufnahme eine sofortige Magenentleerung die Gift aufnahme im Magen-Darm-Trakt verhindern: Warmes Salzwasser (3 geh. Teelöffel Salz auf ein Glas warmes Wasser) zu trinken geben.
- Das Erbrochene sollte zur möglichen Giftbestimmung aufgehoben werden.

TIP

Bei Kindern sollte kein Salzwasser, sondern nur lauwarmes Wasser genommen werden. Bei kleinen Giftaufnahmen ohne Symptome nach dem Erbrechen Aktivkohle mit viel Flüssigkeit geben. Danach ev. ein mildes Abführmittel.

MERKE: Bei jeder Vergiftung mit Vergiftungszentrale Massnahmen klären.

VERÄTZUNGEN MIT SÄUREN ODER LAUGEN

Haut:

1. Eventuell benetzte Kleidungsstücke sofort, aber vorsichtig entfernen (an Eigenschutz denken).
2. Danach die betroffenen Körperstellen sofort unter fliessendem Wasser ausführlich spülen. Das Spülwasser sollte möglichst direkt aus dem Wundbereich vom Körper abfliessen, um eine Schädigung weiterer Hautpartien zu vermeiden.
3. Anschliessend Wunden keimfrei bedecken.
4. Arzt aufsuchen.

Augen:

1. Betroffenen hinsetzen, besser hinlegen.

2. Verätztes Auge mit zwei Fingern öffnen und Wasser aus ca. 10 cm Höhe über das Auge fliessen lassen.
3. Nach einer Spülung von mindestens 15 Minuten keimfreien Verband anlegen und unverzüglich Augenarzt konsultieren!

Magen-Darm-Trakt:

1. Betroffenen NICHT zum Erbrechen bringen (nochmalige Verätzung!)
2. Verätzte Speisewege und Magen-Darm-Bereich durch viel Flüssigkeit (Wasser oder Tee) in vielen kleinen Schlucken spülen (auch Verdünnungseffekt im Magen).
3. Sofort Rettungsdienst verständigen.

Begleitende Homöopathie

ARSENICUM ALBUM

Unspezifisches Sofortmittel bei Vergiftungen und Verätzungen, besonders aber bei verdorbenen Lebensmitteln, Fisch-, Käse- und Fettvergif-tungen. Der Patient hat schon angefangen zu erbrechen und ist unruhig, ängstlich und entkräftet.

NUX VOMICA

Ebenfalls bei zahlreichen Vergiftungserscheinungen, wenn dazu noch nicht oder kaum erbrochen werden kann. Besonders auch bei Medikamentenvergiftungen sowie Vergiftungen durch Beruhigungs-, Schlaf- und Suchtmittel, Alkohol sowie auch bei Delirium.

PHOSPHORUS

Vergiftungen durch Strahlenbelastung wie beispielsweise Röntgenstrahlen sowie homöopathische Nachbehandlung bei Pilzvergiftungen.

CARBO VEGETABILIS

Das Vergiftungs-Opfer befindet sich in einem schweren Kollapszustand, kalter Körper, Atem, Blässe und Lufthunger.

CUPRUM METALLICUM
Wenn der Kollapszustand immer wieder von starken Krämpfen begleitet wird, wobei das Gesicht ganz blau anläuft.

BELLADONNA
Bei Pflanzen- und Beerenvergiftungen, wenn das Gesicht hochrot ist, Fieber und Wahnvorstellungen sowie Unruhe diesen Zustand möglicherweise begleiten.

TiP

Wenn es die Umstände erlauben und der Giftpilz bekannt ist, können als homöopathisches Reaktionsmittel kleinste Teile dieser Substanz zusammen mit Baumwollgewebe verascht und dem Patienten zum Einschnupfen in jedes Nasenloch verabreicht werden.

Schlaganfall / Apoplexie

Erkennen: Plötzlich auftretende Lähmungen, besonders im Gesichts-, Arm- oder Beinbereich, Stellungsabweichung eines Auges, Sprachstörungen, Verwirrtheit, Kopfschmerzen, eventuell extrem hohe Blutdruckwerte, Bewusstlosigkeit, Atemstörung.

Was tun bei Verdacht auf Schlaganfall?

1. Bei Bewusstlosigkeit: Atemkontrolle, stabile Seitenlage.
2. Bei Bluthochdruck Oberkörper etwas erhöht lagern.
3. Speichel, der eventuell nicht geschluckt werden kann, muss nach aussen abfliessen können.
4. Vitalfunktionen ständig überwachen.
5. Gelähmte Körperpartie je nach Lagerung eventuell polstern.

Begleitende Homöopathie

ARNICA
Rotes Gesicht, Kopf heiss, Körper kalt, ev. benommen bis bewusstlos; antwortet, wenn man ihn anspricht, fällt aber sofort wieder in die Bewusstlosigkeit zurück oder ist verwirrt.

BELLADONNA
Heisses, rotes Gesicht, klopfende Karotiden[23], kalte Extremitäten, angstvoll grosse Pupillen.

CAUSTICUM
Meist blasses Gesicht, plötzlich auftretende halbseitige Lähmungen, besonders rechtseitige Gesichtslähmung, Sprachlähmung. Auch zur Nachbehandlung der oben angeführten Symptome.

PHOSPHORUS
Plötzlich auftretende Lähmungen, erregte oder auffallend gleichgültige, oft zarte, schlankwüchsige Patienten.

HERZANFALL

MERKE: Im Zweifelsfall muss immer ein Herzinfarkt angenommen und die Einweisung ins Krankenhaus eingeleitet werden!

Erkennen: Heftiger Herzschmerz, häufig in den linken Arm ausstrahlend, Vernichtungsgefühl, Todesangst (kann aber auch fehlen, wenn z.B. der Eindruck von akuten Bauchschmerzen besteht). Ausgeprägte Schockanzeichen; kleiner, unregelmässiger Puls.

[23] **Karotiden**: Zum Kopf führende Halsschlagader

Was tun? Sofortmassnahmen

1. Absolute Ruhigstellung des Patienten.
2. Beruhigen durch Anwesenheit und gutes Zureden.
3. Bei Atemnot Oberkörper hochlagern.
4. Ständig Bewusstsein, Atmung, Puls (und Blutdruck) kontrollieren.
5. Bei Bewusstlosigkeit: Stabile Seitenlage.
6. Bei Atemstillstand: Atemspende.
7. Bei Kreislaufstillstand: Herz-Lungen-Wiederbelebung.
8. Sofort Rettungsdienst alarmieren. Kein Eigentransport!

TiP

Notfalltropfen (Rescue der Bachblüten) wirken psychisch entspannend und beruhigend. Ein paar Tropfen unter die Zunge geben oder einreiben (Schläfe, Puls, Herzgegend).

Begleitende Homöopathie

ARNICA

Herzanfall ausgelöst durch Anstrengung, der Betroffene fällt unter Schmerzen zu Boden und kann sich kaum bewegen. Presst Hand an die Brust - oft bei untrainierten Sportausübenden.

ACONITUM

Gesund aussehender Mensch, wird aus heiterem Himmel von Brustkrämpfen überfallen. Heftige Schmerzen schiessen in den linken Arm oder strahlen nach allen Richtungen. Todesängste, versichert, er würde sterben. Körper von kaltem Schweiss bedeckt, stöhnt und wälzt sich herum.

ARSENICUM ALBUM

Kränkelnder Mensch, durch die Herzschmerzen immer mehr entkräftet, kann nur noch oberflächlich atmen. Brennende Herzschmerzen, Verschlechterung um Mitternacht. Der Kranke friert, will Wärme, ungeduldig, bekommt schlecht Luft. Sehr ängstlich.

VERATRUM ALBUM
Kreislaufschwäche mit kaltem Schweiss, blasses, eingefallenes Gesicht, verlangt nach frischer Luft. Heftiges Herzklopfen, Puls rasch, schwach. Will flach liegen, angstvoller Gesichtsausdruck.

TABACUM
Sterbenselend, kalt und schwindelig, Gesicht blass und eingefallen, kalter Schweiss. Eventuell Erbrechen / Durchfall. Stechende Herzschmerzen, Puls weich, mal schnell, mal langsam, manchmal aussetzend.

ASTHMAANFALL

Erkennen: Atemnot, Angst, überschiessende Reaktionen, keuchendes Ringen nach Luft, meist Probleme beim Ausatmen, eventuell Zyanose (bläuliche Verfärbung der Haut, besonders der Lippen und Fingernägel = Sauerstoffmangel)

Welche Gefahr droht?
Status Asthmatikus = viele Asthmaanfälle, pausenlos nacheinander, mit der Gefahr von Sauerstoffmangel, Bewusstlosigkeit, Atemstillstand.

Was tun? Sofortmassnahmen:

- Psychische Beruhigung, mit der Aufforderung zu ruhigerem Atmen (vor allem Ausatmen).
- Oberkörper hochgelagert, eventuell sitzend oder stehend mit aufgestützten Armen.
- Sauerstoff darf, wenn überhaupt, nur aus psychologischen Gründen und in geringen Mengen verabreicht werden.
- Bei anhaltendem Anfall Rettungsdienst verständigen.

Begleitende Homöopathie

ACONITUM

Plötzlicher Beginn, oft in der Nacht, Folge von kaltem Wind, Ärger oder Schreck. Kurzer, trockener Husten, pfeifende Einatmung und bedrohliche Angst mit Todesgedanken.

BELLADONNA

Plötzlicher Beginn in der Nacht, Folge von Schreck, Ärger, Abkühlung, Wetterwechsel von warm zu kalt, nach Überhitzung. Gesicht heiss, schweissig, rot, angstvoll erweiterte Pupillen, klopfender, schneller Puls. Trockener, bellender Husten, trokkenes, geschwollenes Gefühl im Rachen.

ARSENICUM ALBUM

Ruhelose Angst, will nicht allein sein. Erschöpft, kalt, eingefallenes blasses Gesicht. Anfälle oft kurz nach Mitternacht bei feuchtem Wetter. Bleibt nicht liegen, muss sich aufsetzen und herumgehen, ist aber zu schwach dazu. Furcht vor Ersticken, Zuschnürungsgefühl, trockener Husten mit Brennen im Brustkorb, stechender Schmerz im rechten oberen Lungenbereich.

CUPRUM METALLICUM

Krampfzustände im Vordergrund, Neigung auch zu Muskelkrämpfen und Zuckungen. Nächtliche Anfälle mit Empfindung von zusammengeschnürter Brust. Anfall kann sich steigern bis zur Blaufärbung der Lippen, Verkrampfung im Magen mit Erbrechen, dieses verbessert die Atemnot.

LACHESIS

Alles Beengende löst Beklemmung aus - reagiert mit Erstikkungsgefühl und Angst. Äussert die Beschwerden mit Redeschwall und Gestik. Verlangen, tief einzuatmen. Anfälle aus dem Schlaf, nach warmen Bädern, im Frühling, nach Unterdrückung der Menstruation, im Klimakterium.

SYMPTOME UND IHRE HEILMITTEL VON A - Z

VOR DEM GEBRAUCH DES A-Z-REGISTERS...

Bereits in der Einleitung zu diesem Buch haben wir darauf hingewiesen, dass man Homöopathie nicht unbedacht „einfach so" einnehmen soll.

Dies gilt im besonderen Masse für das nachfolgende Kapitel. Da Homöopathie, um die volle Heilwirkung zu erzielen, immer die Ursache ergründen muß, ist das blosse Symptom als Hinweis meist zuwenig. Wir wollen Ihnen das am Beispiel eines sogenannten allgemeinen Symptomes erläutern. Nehmen wir dazu den Begriff

SCHMERZ

Sicher ist Ihnen klar, dass es tausenderlei Gründe gibt, die Schmerzen verursachen. Aber haben Sie in diesem Zusammenhang schon einmal darüber nachgedacht, ob ein Schmerz auch eine durchaus sinnvolle Funktion haben könnte?

Nehmen wir eine so „alltägliche" Sache wie beispielsweise den Zahnschmerz - zugegebenerweise keine angenehme Angelegenheit, aber:

- Er sorgt dafür, dass wir zuerst einmal aufmerksam werden: Hier ist etwas nicht in Ordnung!
- Also halten wir inne und schonen diese Stelle – und beugen damit schon einer Verunreinigung und einer dadurch drohenden Infektionsgefahr vor.
- Aufgrund der unangenehmen Beeinträchtigung versuchen wir, das Übel zu beseitigen. In diesem Falle: Auf zum Zahnarzt!

- Ist das Problem auf diese Weise bereinigt, stellt auch unser Immunsystem schon nach kurzer Zeit den jetzt grundlos gewordenen Abwehrkampf wieder ein, das heisst:
  Die bessere Durchblutung (Entzündung), der Zersetzungs- und Ausschwemmungsprozeß (z.B. Eiter!) der krankmachenden Keime bzw. Erreger ist unnötig geworden, das Alarmsignal Schmerz hat seine Funktion erfüllt.

Was aber wäre gewesen, wenn dieses Signal nicht funktioniert hätte?

Das krankmachende, weil „überlebte", tote Fäulnismaterial könnte sich ganz ohne Warnung ausbreiten. Es würde möglicherweise in Neben- und Stirnhöhlen gelangen, ja es könnte sogar unser kostbares Gehirn schädigen. Dabei hätten wir keine Chance, es zu bemerken und den „Übeltäter" unschädlich zu machen.

So wird einsichtig, dass das **„allgemeine Symptom Schmerz"** auch an anderen Stellen unseres Körpers immer bedeutet:

- Einhalten! / Stop!
- Schonen / Ruhigstellen
- Abwehr hochfahren
- Ursachen ansehen - und wenn nötig,
- Abwehr bei der Ursachenbehebung unterstützen

Es muß allerdings einschränkend bemerkt werden, dass die Ursachen nicht immer so leicht ausfindig zu machen sind wie ein fauler Zahn.

Weil diese Zusammenhänge klar sind, wird Ihnen weder ein guter Arzt noch ein geschulter Homöopath das allgemeine Symptom Schmerz einfach wegtherapieren, sondern er wird versu-

chen, aufgrund von spezielleren Hinweisen die Ursache des Schmerzes zu ergründen.
Nur dann kann Ihr eigenes Abwehrsystem entsprechend unterstützt und angeleitet werden, um mit dem Problem fertig zu werden.

Aus diesen Gründen wäre es auch aus homöopathischer Sicht geradezu fahrlässig, einen Schmerz durch Unterdrücken nur schnell beseitigen zu wollen. Auch der homöopathische Anwender sollte in solchen Fällen nur dann zur Homöopathie greifen, wenn

- die Ursache des Schmerzes bekannt ist (Auslöser),
- diese mit ziemlicher Sicherheit durch vorangehende Ereignisse (Veränderungen körperlicher oder seelischer Art, z.B. Ortswechsel, Wettereinflüsse, Anstrengungen, seelische Belastungen...) bestimmt werden kann, oder
- eine sofortige Ursachenbehebung nicht möglich ist, jedoch eine Zustandsbesserung angestrebt wird.

Wenn Sie diese Regeln und Überlegungen bei den anschliessend aufgeführten Symptomen von A-Z berücksichtigen, wird Ihnen eine sinnvoll zusammengestellte Taschenapotheke* mit Klassischer Homöopathie als Freund und Reisebegleiter bei den verschiedensten kleineren und größeren Unpässlichkeiten des Lebens wertvolle Dienste erweisen.

TiP

Nehmen Sie unsere kleinen, auch psychosomatischen Anmerkungen zu den Symptomen bitte nicht als Häme, sondern verstehen Sie diese als humorvoll gemeinte Denkanstösse, die Ihnen den einen oder anderen möglichen Zusatz-Hintergrund eines Leidens aufzeigen können!

---

* Taschenapotheken (handpotenziert): In der Schweiz zu beziehen über Chrüter-Drogerie Egger, Unterstadt 28, 8202 Schaffhausen

AUGENVERLETZUNGEN / AUGENPROBLEME

„Das kann ins Auge gehen", sagt man mundartlich oft bei unvorsichtigem oder übereiltem Vorgehen. Oder wenn man ein deutliches Hindernis „absolut nicht sehen will" – kein Wunder, daß dann das Auge schmerzt, tränt und Augenprobleme gegeben sind!

> MERKE: Nach Augenverletzung dem Reflex widerstehen, das Auge zu reiben! Fremdkörper vorsichtig von aussen nach innen entfernen, eventuell mit reinem Wasser spülen. Eventuell Augentrosttee beimengen.

ARNICA
Besonders dann, wenn es durch Prellung, Quetschung oder Zerrungen zu Blutaustritten oder einem „Blauen Auge" (Hämatom) gekommen ist.

LEDUM
Bei Bindehautblutung und -entzündung, Schmerzen in den Augen, Erweiterung der Pupillen.

SYMPHYTUM
Bei Prellung durch Schlag und Stoss auf Augapfel (z.B. Schneeball, Stein usw).

ACONITUM
Entzündung nach Fremdkörper. Das Auge ist stark gerötet und entzündet. Auch eine Bindehautentzündung im Akutstadium verlangt dieses Mittel.

ARGENTUM NITRICUM
Brennender, massiver Schmerz der Augen, Sandgefühl, ausgelöst durch Hitze und grelles Licht (Schweissblende oder Sonnenlicht).

B

HYPERICUM
Bei Verletzung der empfindlichen Augennerven durch Stichwunden.

APIS
Wirkt bei einem Gerstenkorn im Auge, wenn beissende Tränen vorhanden sind und das Augenlid aufgedunsen ist. Heisse Anwendungen verschlechtern, Kälte bessert.

BELLADONA
Das Gerstenkorn entsteht sehr rasch, das Auge ist rot und trokken. Der Patient ist lichtempfindlich und hat erweiterte Pupillen. Ebenfalls bei gleichen Symptomen einer Bindehautentzündung.

ALLIUM CEPA
Bei reichlichen und beissenden Tränen sowie neuralgischen Schmerzen am Augennerv.

RUTA
Brennende Schmerzen, Nebelsehen, Schwachsichtigkeit, Folgen von Augenüberanstrengung und Erkältung.

BLÄHUNGEN

Man bläht sich auf, macht sich vielleicht grösser, als es einem zusteht. Oder liegt's daran, dass man sich in Wirklichkeit viel zu klein fühlt und deshalb „aufblähen" muss? Bläht man vielleicht die eigenen Probleme oder die anderer ins Unermessliche auf? Feststeht, dass es zu diesem Zustand kommt, wenn man zu viel in sich „hineinstopft", ohne richtig zu verdauen.
Ursachen können also falsches, ungewohntes, zu schnelles oder üppiges Essen sein. Aber auch seelische Verdauungsprobleme können mitunter aufstossen!

CHINA
Unbehagliche Auftreibung des Bauches mit Verlangen aufzustossen, dieses erleichtert jedoch nicht. Allgemeine Müdigkeit, Heisshunger oder Appetitlosigkeit.

COCCOLUS
Blähungskolik mit dem Gefühl, als ob im Bauch spitze Steine wären. Auch bei Durchfall mit aufgetriebenem Bauch.

CHAMOMILLA
Windkolik, aufgetriebener Bauch, Winde gehen wenig ab; Durchfälle gallig, wässrig, wie Spinat aussehend, speziell bei Kindern und Säuglingen.

CARBO VEGETABILIS
Übermässige Blähungen im Magen, mit heftigen Magenschmerzen, brennend, schlimmer beim Niederlegen. Die Aufblähung kann sich auf den oberen Bauch erstrecken, grosse Schwäche, auch bei Typhus und Ruhr.

Blasenentzündung / Blasenleiden

Kälte und Nässe, die wegen eines ungenügenden Schutzes (warme Kleidung!) nicht genügend abgewehrt werden können, begünstigen die Erregereinnistung. Manchmal kann auch mangelndes „Loslassen" von Ereignissen und Situationen zu Blasenleiden führen.

TIP

Umbedingt viel trinken! Ideal sind pflanzliche Tees wie Goldrute, Birke, Lindenblüten oder indischer Nierentee.

ACONITUM
Das Mittel für das Anfangsstadium bei allen akuten Blasenentzündungen, die plötzlich auftreten.

CANTHARIS
Harndrang mit brennenden und schneidenden Schmerzen vor, während und nach dem Harnen. Urin brennt und geht tropfenweise ab. Fortwährender Harndrang mit unerträglichem Stuhlzwang.

CAUSTICUM
Erfolgloser Harndrang, nur einige Tropfen gehen ab, mit Krampf im Mastdarm und Stuhlverstopfung. Blasenschwäche, unwillkürlicher Harnabgang beim Husten, Niesen, und Gehen, nachts im Schlafe. Wunde und rohe Empfindung.

RHUS TOX.
Harndrang mit vermehrtem Urin, häufiges Urinieren nachts. Folgen von Durchnässung oder Kaltbaden nach Hitze und Schwitzen.

STAPHISAGRIA
Häufiger Harndrang und nachfolgendes Harnträufeln bei älteren Leuten und Prostataleiden. Während des Harnens hört das Brennen auf, sonst schneidender und brennender Schmerz in der Harnröhre.

SEPIA
Druck auf der Blase, mit häufigem Harnen und Auftreibung des Unterbauchs. Gefühl, als ob der Unterleib herausdrängen wolle.

BLUTUNGEN / BLUTVERGIFTUNGEN

Blut ist unser Lebenssaft. Grössere Blutungen zeigen einen lebensbedrohenden Zustand an und sind daher bereits im Notfall-teil ausführlich besprochen. Aber auch die „kleineren Wunden", die uns das Leben zufügt, sollen bedacht und sorgfältig behandelt werden. Homöopathie kann uns dabei schützend und stärkend zur Seite stehen.

ARNICA

Bewährt sich neben den erwähnten grossen Blutungen auch bei Bluterguss (blaue Flecken).

ARSENICUM ALBUM

Bei drohender Blutvergiftung, Drüsenverhärtungen, infektiösen Wunden mit septischem Fieber. Leitsymptome sind: Unruhe, Brennen, Erschöpfung, Besserung durch Hitze, Verschlimmerung gegen Mitternacht.

BELLIS PERENNIS

Blutungen aus Blase und Gebärmutter, Verletzungen und Quetschungen mit Blutaustritt und Bluterguss.

CALENDULA

Ist einsetzbar, wenn Einrisse im Weichteilgewebe die Blutung begleiten, um Eiterung vorzubeugen. Ausserdem weisen Erschöpfung nach Blutverlust und starke Schmerzen auf die Ringelblume hin. Bei allen Fällen von Gewebeverlust, wenn die Wundversorgung nicht mehr mit einem Heftpflaster erreicht werden kann!

CIMICIFUGA

Besonders bei überlanger und starker Menstruationsblutung, schmerzhaften Regelkrämpfen.

FERRUM PHOS.

Blutungen nach Stoss, aus Wunden, Nasenbluten, besonders

bei Blutarmut und Bleichsucht.

LACHESIS

Bewährt sich bei Blutungen mit Embolie und Thrombosegefahr, wenn kleine Wunden leicht oder stark bluten oder das Blut dunkel ist und nicht gerinnt. Vorbeugend auch bei Blutvergiftungen.

LAC LANINUM

Starke Regel, schmerzhaft, mit gussweisen Blutungen, Menstruation tritt zu früh und zu stark auf.

PHOSPHOR

Generell bei erhöhter Blutungsneigung, bei Nasenbluten, Schleimhaut- und Magenblutungen. Kleine Wunden bluten bei jeder Verletzung stark. Blutung hellrot aus den verschiedensten Blutungsstellen.

THUJA

Schleimhautblutungen, Zahnfleischblutungen, Neigung zu Blutungen aus Nase, Mund, Mastdarm und Blase. Besonders bei gleichzeitigen Hauterscheinungen, Warzen, Polypen und ausfallenden Haaren.

DURCHFALL

Was wir nicht genügend verdauen können, wovon wir uns schnell, ja manchmal zu schnell wieder befreien wollen oder müssen, kann sich als Durchfall äussern. Das kann falsche oder schädliche Nahrung sein, bei der ein Durchfall eine notwendige Entgiftung darstellt.
Aber auch psychische Ängste - „Schiss" vor Prüfungen und anderen Lebensituationen - können mitunter so losgelassen werden. Gefahr droht bei anhaltendem Mineral- und Substanzverlust!

MERKE: Durchfall bei Babys kann rasch zu lebensbedrohlichem Flüssigkeitsverlust führen! Daher immer für ausreichend Flüssigkeitszufuhr sorgen.

TIP

Kindern einige Male 1 Glas Limonade, dem 1 Teelöffel Traubenzucker und 1 Messerspitze Salz zugesetzt sind, geben, damit Mineralienverluste ausgeglichen werden!

ARSENICUM ALBUM

Bei Lebensmittelvergiftungen oder Magen-Darm-Grippe mit Durchfall und Brechdurchfall sollte als erstes an dieses Mittel gedacht werden. Die Patienten fühlen sich, begleitet von einem Frösteln, müde, schwach und unruhig und verspüren ein Brennen im Unterleib. Wärme bessert. Mittel auch für Kinder.

NUX VOMICA

Der Brechdurchfall kann durch Lebensmittelvergiftung oder stark gewürztes, reichliches und schweres Essen (Überessen) verursacht worden sein. Völle und Auftreibung im Oberbauch mit saurem / bitterem Aufstossen. Allgemeine Infektion, wenn nervöse Gereiztheit auf den Magen schlägt oder bei Medikamentenmissbrauch.

BRYONIA

Völlegefühl von zu schwerem Essen, das wie ein Stein drückt. Darüber hinaus trockene Schleimhäute und Durstgefühl auf viel kalte Flüssigkeit. Übelkeit und Erbrechen werden durch die geringste Bewegung schlimmer. Liebt deftige Kost, Magen-Darm-Katarrhe sind oft Folgen von Ärger.

CAMPHORA

Brechdurchfall mit Kräfteverfall, Kollaps und Herzschwäche.

Grosse Kälte der Körperoberfläche.

CHAMOMILLA

Bei Durchfällen von Kindern, wenn diese mit Zahnungsbeschwerden einhergehen. Durchfälle infolge Zorn, Ärger mit Blähungskoliken, stinkende Winde ohne Erleichterung. Durchfall stinkt nach faulen Eiern.

CHINA

Wässrige, gelb oder bräunliche Stühle, unverdaut und schmerzlos, mit grosser allgemeiner Schwäche, gelblich-blassem Gesicht und dunklen Augenringen.

CUPRUM MET.

Brechdurchfall, Übelkeit und Erbrechen, gallig-grüne Stühle oder Reiswasserstühle mit schneidender Kolik, Krämpfe in Zehen, Fingern, Beinen und Bauchmuskeln.

HEPAR SULFUR

Aufstossen und Sodbrennen des Magens oder Darms, mit Abmagerungserscheinungen, von Durchfall begleitet. Besonders, wenn sich diese Erscheinungen bei Kindern zeigen. Der Stuhl oder das ganze Kind riechen sauer.

NATRIUM SULF.

Akute und chronische Durchfälle mit heftigen, kollernden Geräuschen, vorwiegend in der rechten Bauchseite; Abgang von Blähungen; oft Leberbeschwerden mit Schmerzen unter dem rechten Rippenbogen, empfindlich gegen Berührung.

SULFUR

Bei chronischer Darmkrankheit, mit langdauernden Durchfällen, auch nach Antibiotika. Rote, wunde Stellen um den After, sämtliche Körperöffnungen sind rot. Alle Ausscheidungen sind scharf und machen wund. Verstopfung mit Wechsel zu Durchfall.

VERATRUM ALBUM
Durchfälle nach Lebensmittelvergiftung mit Übelkeit, Brechreiz, grosser Schwäche und Kollapsneigung. Manchmal bei Kindern nach warmen Tagen, wenn es am Abend abgekühlt hat. Auch nach eisgekühlten Getränken!

EPILEPSIE

Es gibt sehr unterschiedliche Formen und Schweregrade dieser Krankheit. Die Dauerbehandlung gehört daher in fachgerechte medizinische Hände. Im Rahmen dieses Buches soll nur die notfallmässige Hilfestellung aufgelistet werden. Bei einem grossen Krampfanfall achte man auf die Verletzungsgefahr des Patienten:

Bleistift oder Holzstück zwischen die Zähne, sichere Lagerung. Auf Verletzung der Zunge achten!

BELLADONA
Plötzlicher Anfall mit rotem Kopf und geweiteten Pupillen.

LACHESIS
Bläuliche Lippen, Füsse kalt, erträgt keine einengende Kleidung.

IGNATIA
Krämpfe mit bleichem Gesicht und Zuckungen der Glieder, des Mundes, der Lider; oft als Folge von Aufregung und Kummer.

CUPRUM MET.
Heftige Krampfanfälle, Krämpfe und Zuckungen beginnen meistens an Händen und Füssen, steigen dann auf von unten nach oben, zuletzt Gehirnkrämpfe.

E

ZINCUM MET.
Krampfanfälle, besonders in der Pubertät, plötzliche Zuckungen im Schlaf, Zähneknirschen, Kopfrollen und Kissenbohren; Lachkrämpfe.

ERBRECHEN

Wenn man etwas, das einem absolut nicht gut tut, runterschluckt, kann dies zu Erbrechen führen. Es kann sich dabei um „Gifte“ wie Alkohol, Tabletten oder verdorbene Speisen handeln, aber auch um Probleme und Situationen, die man zum Kotzen findet!

NUX VOMICA
Erbrechen mit Übelkeit durch verdorbenen Magen, bei allgemeinem Erbrechen sowie bei Erbrechen nach übermässigem Alkoholgenuss und Katerstimmung.

TABACUM
Übelkeit und Erbrechen mit abwechselndem Durchfall; Kälte der Beine und Hände, heisser Kopf, Gesicht blass.

FERRUM MET.
Erbrechen nachts, nachdem die Speisen den ganzen Tag im Magen gelegen sind. Aufstossen nach dem Essen.

ERKÄLTUNGEN

Immer dann, wenn es an Lebenswärme fehlt, haben Erreger leichtes Spiel. Ob es sich hierbei um grimmige Aussentemperaturen handelt, die man (durch entsprechende warme Kleidung!) ungenügend abwehrt, oder ob eine „kühle Atmosphäre“ seelisch kränkt - hitzig wird es, wenn man innerlich kocht, nach aussen aber „cool“ bleibt! (Fieber) Kurzum: Innen und Aussen befindet sich nicht mehr im Einklang. Körper und Seele verschaffen sich so durch eine „krankheitsbedingte Ruhepause“ die nötige Zeit, um diesen Ausgleich wieder zu schaffen.

ACONITUM

In den ersten 24 Stunden nach Einsetzen der Symptome. Plötzliches Fieber, begleitet von Schüttelfrost, besonders kurz nach dem Zubettgehen. Puls rasch und hart, das Gesicht ist hochrot oder wechselt zwischen Blässe und Röte. Durchnässung und Unterkühlung sind meist Ursache der Erkältungskrankheit.

ALLIUM CEPA

Erkältungsmittel, nach nasskalten Winden, Schnupfen und Husten, Fliessschnupfen mit ätzendem Sekret aus der Nase, milde Tränen, Stirnkopfweh, schmerzhafter Kitzelhusten, Heiserkeit.

ARSENICUM

Rasch hohes Fieber, begleitet von einem Gefühl der Schwäche und Ruhelosigkeit. Gleichzeitig haben die Patienten (auch Kinder) Kopfschmerzen, Erkältung, Halsweh und Verdauungsstörungen (Durchfall). Durstig, trinkt aber nur schluckweise und fröstelt stark.

BARIUM MUR.

Das Erkältungsmittel für ältere Menschen, häufige Mandelentzündungen, Nase und Rachen trocken, muss räuspern, Ohrenknacken und Ohrenknistern beim Verschlingen von Nahrung, Niesen und Husten. Kinder mit offenem Mund und näselnder Sprache.

BELLADONA

Plötzlicher Beginn eines allgemeinen Infekts, mit roter, schweissiger Haut, charakteristische Symptomen-Trias: heiss, rot, klopfende Empfindung. Gesicht hochrot, glänzende, weite

E

Pupillen. Klopfender, harter, voller und schneller Puls. Dampfender Schweiss im Bett, beim Aufdecken frostig, will zugedeckt bleiben. Hämmernder Kopfschmerz, verstärkt durch geringste Erschütterung und beim Bücken. Schleimhäute kräftig rot, Reizhusten (trocken und krampfartig).

BRYONIA

Das Fieber setzt langsam ein, dabei sind Gliederschmerzen charakteristisch, die durch Bewegung schlimmer werden. Der Mund ist trocken, Durst auf kalte Getränke. In Wärme verschlimmern sich die Beschwerden. Oft Kopfschmerzen im Vorderkopf, verschlimmert durch jede Bewegung. Patient ist reizbar und weist Mitgefühl zurück. Beschwerden nach Ärger, Aufregung und Durchnässung.

FERRUM PHOS.

Vor allem für das erste Stadium von Fieber geeignet. Das Fieber hat nicht die Stärke von Aconitum oder Belladona, weniger schlapp als bei Gelsemium und nicht so reizbar wie bei Bryonia.

GELSEMIUM

Eines der gebräuchlichsten Grippemittel. Schleichender Beginn mit Frösteln, grosser Schwäche, Benommenheit und Schwere des Körpers. Anfangs laufen Kälteschauer den Rükken hinauf und hinab, Gliederschmerzen und Kopfschmerzen im Hinterkopf. Bewegung wirkt erschöpfend, kein Durst, Frösteln; versucht, sich warm zu halten.

RHUS TOX.

Gliederschmerzen und Steifheit nach vorangegangener Unterkühlung, Durchnässung oder Durchzug. Symptome werden in Ruhe und zu Beginn der Bewegung schlimmer und bessern sich bei ständiger Bewegung. Verschlimmerung von Fieber und Schmerzen nachts im Bett. Neben Steifheit im Rücken und

Nacken können Schmerzen in den Knochen auftreten. Ausserdem kann trockener Husten oder Niesen dazu kommen, welche durch Kälte oder abgedecktes Liegen verschlimmert werden.

Fremdkörper

Was nicht zu uns gehört, sollten wir schleunigst wieder „aussondern"! Gelingt dies nicht, bedarf es kräftiger Unterstützung. Besonders dann, wenn wir etwas in den „falschen Hals" bekommen haben, müssen wir danach trachten, dies unverzüglich auszuhusten!

Fremdkörper in der Luftröhre

Falls es sich um ein Kind handelt, halten Sie es an den Beinen, mit dem Kopf nach unten und geben Sie ihm einen gut gezielten, federndern Schlag zwischen die Schulterblätter (in Höhe der inneren Schulterblattwinkel). Nur wenn nötig wiederholen. Erwachsene legen Sie mit erhöhtem Unterkörper auf einen Tisch, so dass Oberkörper und Kopf nach unten hängen, und führen ebenfalls den beschriebenen Schlag zwischen die Schulterblätter aus.

Fremdkörper in der Nase

Das unverstopfte Nasenloch wird mit dem Finger zugedrückt, mit Pfeffer kann Niesreiz provoziert werden, damit der Gegenstand hinausgeschneuzt werden kann.

Fremdkörper im Magen-Darm

Wenn Kleinkinder etwas verschluckt haben, verlässt dies meist selbst auf natürlichem Wege den Körper. Unterstützend können Getreideschleimsuppen verabreicht werden und der Darm durch leichtes Massieren im Uhrzeigersinn um den Nabel angeregt

F

werden (nicht bei verschluckten Nadeln, das ist ein Notfall, daher ins Krankenhaus oder zum Arzt).

SILICEA
In den genannten Situationen ist dies die homöopathische Unterstützung zur Fremdkörperausscheidung und kann in manchen Fällen chirurgische Massnahmen ersparen!

Furunkel / Abszesse

Wenn etwas „unter die Haut geht" und man es nicht einmal bemerkt, kann dies zu gefährlichen Prozessen führen. Da nützt es auch nichts, daran herumzudrücken, es muss von innen wieder herausgearbeitet werden!

BELLADONA
Bei beginnender Furunkelbildung, die Empfindungen sind heiss, rot, mit klopfenden, brennenden Schmerzen.

HEPAR SULFUR
Für die nächste Phase der Furunkelbildung mit charakteristisch stechenden Schmerzen, starke Berührungsempfindlichkeit. Schlimmer durch Kälte. Rückgang der Eiterung kann erreicht werden. Bei einem fast reifen Furunkel erreicht man eine rasche Reifung und Öffnung mit Eiterabgang. (Homöopathisches Messer!)

LACHESIS
Der Furunkel ist schon ganz dunkelrot oder blauschwarz, sehr empfindlich gegen Berührung.

FUSSPROBLEME

Nicht immer steht man so sicher auf den Füssen, wie man es gerne möchte! Manchmal mutet man sich einfach zuviel zu. Oder: Wo drückt der Schuh? Sollte man da nicht doch einen anderen „Standpunkt" (ein)nehmen? Oder besseres Schuhwerk tragen?

> **TIP**
> Unterstützende Sofortmassnahme bei manifestem Wadenkrampf: Alle Zehen der betroffenen Seite fest umfassen und kräftig zum Fussrücken biegen, Massnahme öfters wiederholen!

ARNICA

Ist angezeigt bei müden, schmerzenden Füssen durch längere Anstrengung oder längeres Stehen, oder wenn die Beinmuskulatur durch sportliche Betätigung ermüdet ist. Ebenso bei wunden Füssen, auch durch Barfusslaufen.

ALLIUM CEPA

Hilft bei schmerzhaften und wunden Füssen, besonders an der Ferse, nach Reibung, also durch reibendes Schuhwerk.

CAUSTICUM

Wurde das falsche Schuhwerk gewählt, so dass es zur Blasenbildung kommt, lindert dieses Mittel die entstehenden Beschwerden.

CUPRUM METALLICUM

Bewährt sich bei nächtlichen Wadenkrämpfen, die oft eine Folge von ungenügender Salzaufnahme (!) und Magnesiummangel sind. Das Mittel wird auch beim Schwimmkrampf eingesetzt.

LEDUM

Fusssohlen sind beim Gehen empfindlich und schmerzen sehr,

G

besonders bei Rheuma. Kälte bessert, Bettwärme verschlimmert.

PULSATILLA
Die Fusssohlen schmerzen und sind sehr empfindlich.

GEBURTSTRAUMA

Neues Leben zu schenken, gehört zu den beglückendsten Erfahrungen, die man machen kann. Der Geburtsvorgang ist zwar „die natürlichste Sache der Welt", kann aber in den unterschiedlichen Phasen gezielt homöopathisch unterstützt werden. Im Rahmen dieses Buches wird dieses Kapitel nur als Noteinsatz erwähnt. Eine ausführlichere Geburts- und Schwangerschaftsbegleitung soll in einem eigenen Seminar und einem in Vorbereitung befindlichen Buch behandelt werden. Ist eine notfallmässige, sofortige Geburtsbegleitung erforderlich, so benötigt man dazu:

ARNICA
Erleichtert den normalen Geburtsvorgang und wenn ein drohender Abort durch Sturz oder Unfall entstanden ist und es entweder zu einer Blutung oder zu Uterusschmerz kommt.

ACONITUM
Mildert das „psychische Geburtstrauma", wenn Angst zu Verkrampfungen und erhöhten Schmerzen führt.

RHUS TOX.
Abort nach Überanstrengung, die die Patientin völlig erschöpft hat. Schmerzen in der Rückengegend begleiten das Bild, auch nach Überheben.

HALSSCHMERZEN

Hat man etwas „Falsches" heruntergeschluckt (zu kalt, zu heiss, vielleicht auch böse Worte), so reagiert man gerne „kratzbürstig". Der Hals, die Barriere zwischen Kopf und Körper, ist entzündet und tut weh.

ACONITUM

Wenn die Halsschmerzen plötzlich beginnen. Oft nach Aufenthalt in kalter Luft. Brennen im Hals, die Kehle kann rot, trocken und geschwollen sein.

APIS

Die Kehle ist rot, entzündet und glänzend, die Mandeln geschwollen. Warme Speisen und Getränke verstärken die Beschwerden, kalte Getränke und Eis verbessern sie. Brennende, stechende Schmerzen, auch wenn man nicht schluckt, geschwollener Rachenbereich und Gaumenzäpfchen. Gefühl, als wäre etwas im Hals steckengeblieben, Schluckbeschwerden.

ARSENICUM

Bei brennenden Halsschmerzen, die durch warme Speisen und Getränke gelindert werden. Oft beginnend mit Nasenausfluss, Beschwerden wandern dann zur Kehle weiter. Mund trocken, grosser Durst, der nur schluckweise gestillt wird.

BELLADONNA

Gebräuchlichstes Mittel im Frühstadium einer akuten Mandelentzündung. Die Mandeln sind stark gerötet, brennende Schmerzen, Kitzeln im Kehlkopf und ein ständiges Schluckbedürfnis, obwohl dabei grosse Schmerzen bestehen und ein Engegefühl in der Kehle das Schlucken erschwert. Verlangen nach Zitronensaft, bei begleitendem Fieber ist dieses hoch, der Kopf heiss, die Gliedmassen kühl.

H

FERRUM PHOSPHORICUM

Im Anfangsstadium bei akuter, aber mild verlaufender Mandelentzündung. Schleichender Beginn, die Schmerzen sind nicht stark. Kehle besonders nach dem Aufwachen rot und geschwollen, oft brennende Schmerzen, die durch kalte Anwendung gelindert werden. Auch bei Heiserkeit und Halsschmerzen nach zu vielem Singen. Das erste Mittel im Anfangsstadium einer Mandelentzündung oder allgemeinen Entzündung.

GELSEMIUM

Kratzender, wunder Hals mit Heiserkeit, begleitend zu Erkältung mit Gliederschmerzen im ersten Stadium.

HEPAR SULFUR

Halsweh nach Aufenthalt in Kälte mit Schluckschmerzen, die bis zu den Ohren ausstrahlen. Die Mandeln sind vergrössert und pochen schmerzhaft. Heisse Getränke erleichtern die Schmerzen etwas.

LACHESIS

Linksseitiges Halsweh, die Drüsen sind links stärker geschwollen, der Rachen links mehr gerötet. Erstickungsähnliche Gefühle, als ob ein Ball in der Kehle stecken würde. Kalte Getränke lindern.

IGNATIA

Pflockgefühl im Halse, schlimmer beim Nichtschlucken oder Schlucken von Flüssigkeit, besser bei fester Nahrungsaufnahme. Kitzel wie von Federstaub, Globus (Knödel-, Klossgefühl) nach jedem Schlucken im Halse aufsteigend.

MERCURIUS

Geröteter Hals, eitriger Belag an Mandeln und Gaumenbögen, auch äusserliche Schwellung. Halsweh stechend, mit Beschwer-

H

den beim Herunterschlucken. Lymphdrüsenanschwellung, empfindlich und schmerzhaft.

SULFUR
Bei brennenden Halsschmerzen, die durch warme Speisen und Getränke verschlimmert werden. Die Mandeln sind geschwollen, der Atem übelriechend.

Harnwegsinfektionen - Akute Verlaufsformen

Im Kapitel Blasenentzündungen haben wir die Hintergründe bereits ausführlicher dargelegt.

ACONITUM
Stürmischer Beginn, oft mit Fieber ohne Schweiss, Folge von trockenem, kaltem Wind. Brennende Schmerzen am Blasenhals, mit ständigem Harndrang. Nachts verschlimmert mit Angst und Unruhe, auch bei Beginn der Harnentleerung.

BELLADONNA
Rascher Beginn mit fiebriger Hitze und Schweiss. Oft als Folge von Abkühlung durch Warm/Kalt-Wechsel. Roter Kopf, pulsierende Gefässe, weite Pupillen, kalte Extremitäten. Will zugedeckt bleiben, weil er sonst friert.

CANTHARIS
Starke Schmerzen und Brennen mit dauerndem Harndrang. Schmerzen vor, während und nach dem Urinieren. Harn geht nur tropfenweise ab. Kaffee verstärkt die Schmerzen.

NUX VOMICA
Ständige Reizblase, schon bei geringer Abkühlung der Füsse. Kälteempfindliche Patienten, besonders gegen Luftzug. Auch nach alkoholischen Getränken. Erfolgloser Drang zum Urinieren, Krämpfe.

H

HAUTAUSSCHLÄGE AKUTES GESCHEHEN DURCH ÄUSSERE EINFLÜSSE

Schon bei den alten Chinesen galt die Haut als letztes Entgiftungsorgan des Menschen. Zudem grenzen wir uns durch die Haut von unserer Umwelt ab und lassen uns „berühren“. Was uns zu viel werden könnte, reagieren wir möglicherweise „allergisch“ ab. Bei hartnäckigen Hautausschlägen muss allerdings geprüft werden, ob nicht eine Entgiftung „von innen“ vorliegt, das heisst, dass hier die Haut als Ausleitungsorgan fungiert und die Ursache der inneren Störung herausgefunden werden muss.

LEDUM

Hautausschlag, verbunden mit Juckreiz, der durch kaltes Wasser oder andere kalte Anwendungen gelindert wird. Entstanden durch Berührung mit Pflanzen (Giftpflanzen) oder durch Insektenstiche.

APIS

Das Hauptmittel beim Nesselausschlag, der eine allergische Hauterkrankung darstellt. Der Ausschlag geht mit Schwellungen einher, die durch Wärme aller Art verschlimmert werden. Das Gesicht und der Bereich unter den Augen sind aufgedunsen, die Augenlider geschwollen. Unerträglicher Juckreiz, besonders nachts im Bett.

RHUS TOX.

Brennender und juckender Ausschlag, Kratzen bringt keine Erleichterung, sondern verschlimmert die Reizung. Nachts und in Bettwärme schlimmer. Baden verschlechtert, dagegen können sehr heisses Wasser und warme Anwendungen Linderung bringen. Pusteln sind oft eitrig.

MERCURIUS

Heftiges, unerträgliches Hautjucken über den ganzen Körper, schlimmer durch Wärme, besonders Bettwärme.

SULFUR

Der Ausschlag brennt und juckt und wird durch warme Bäder verschlimmert. Kratzen tut zunächst gut, verstärkt aber nachher das Brennen. Drang zum Kratzen gross, die Haut wird oft blutig gekratzt. Auch bei allergischem Geschehen nach dem Verzehr von Speisen, auf die allergisch reagiert wird.

CAUSTICUM

Starkes Schwitzen und mangelnde Hygiene im warmen Klima kann zur Entwicklung einer nässenden Entzündung führen, z.B. hinter den Ohren, unter den Brüsten und zwischen den Gesässbacken. Vielfach tritt eine Pilzinfektion auf oder kommt hinzu.

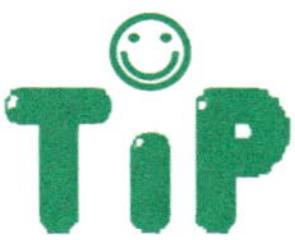

Ein altes Hausmittel zur Unterstützung bei vielen Hautleiden: Frischen Eigenurin äusserlich auf die betroffenen Hautpartien auftragen. Nimmt den Juckreiz und reguliert den PH-Gehalt[24] der Haut.

HERPES LABIALIS - LIPPENFIEBERBLÄSCHEN

Dieser kleine, hartnäckige Virus hat nur dann eine Chance, wenn unsere Abwehr schon geschwächt ist - durch eine Erkältung beispielsweise oder wenn wir uns „ekeln". Dann spriesst ein Fieberbläschen hoch, das nur auf diese Gelegenheit gewartet hat!

RHUS TOX.

Im Verlauf einer fieberhaften Erkrankung kommt es zu schmerzhaften kleinen Bläschen auf den Lippen, die brennen und jukken. Kribbelgefühl auf der Haut, Kälteanwendung verschlimmert.

[24] PH- Gehalt: Das Verhältnis von Säuren und Basen auf der Hautoberfläche (Säureschutzmantel).

H

NATRIUM MUR.

Ein latenter Herpes-Virus wird durch Sonne, Kälte, Belastungen oder einem anderen bestehenden Infekt aktiviert. Lippen eher trocken und sehr durstig, Ausbruch oft durch emotionale Belastung.

HUSTEN / HEISERKEIT

Wenn wir Krankmachendes einatmen, hilft uns der Husten, uns davon zu befreien. Staub, Erreger und zur Abwehr gebildeten Schleim werden wir so los. Manchmal nützt uns auch diese Erkrankung, um unserer menschlichen Umgebung „was zu husten"!

TIP

Nach dem homöopathischen Ähnlichkeitsgesetz lindert Schneckensirup die Verschleimung und führt bei festsitzendem Husten zur Lösung.

ACONITUM

Trockener, heiserer Husten weckt nachts aus dem Schlaf oder ist nachts schlimmer. Neigung zu Erkältungen bei trockenem, kaltem Wetter. Trockener Mund, Atem kurz, durstig. Im Anfangsstadium von Krupp, Bronchitis, Brustfellentzündung und Lungenentzündung. Unruhig und ängstlich.

BELLADONA

Plötzliche Hustensymptome mit Kehlkopfentzündung, trockener Husten, unruhig, schläfrig, wilde Träume, nachts verschlimmert.

BRYONIA

Bei trockenem Husten, der eine Erkältung, die mit Nasenausfluss begonnen hat, begleitet. Husten wird schlimmer durch Bewegung und beim Einatmen (Schmerzen), ebenso in warmen Räumen und beim Essen. Manchmal Kitzeln in der Kehle, das Hustenreiz bewirkt. Übelkeit, Erbrechen und Kopfschmerzen können hinzukommen.

CHAMOMILLA

Trockener Husten durch Kitzeln in der Halsgrube, nachts schlimmer, besonders im Schlafe, man erwacht dabei aber nicht. Kinder lassen sich nur durch Herumtragen beruhigen.

FERRUM PHOS.

Schleichender Beginn; oft bei Patienten mit Blutarmut, die durch Unterkühlung leicht krank werden. Trockener, abgehackter Husten, beim Einatmen mitunter stechender Schmerz. Wenig Appetit, bevorzugt Saures. Neben dem Husten oft Heiserkeit.

HEPAR SULFUR

Bellender und kruppartiger Husten, der durch Kälte verschlimmert wird. Kann durch Trockenheit oder Staub in der Kehle ausgelöst werden, durch kalte Speisen und Getränke oder durch tiefes Einatmen und Luftzug. Rasseln in der Brust, ev. grosse Schleimmengen. Reizbar, Besserung durch feuchtes Wetter.

PHOSPHORUS

Trockener, harter Husten, manchmal kitzelnder Hustenreiz hinter dem Brustbein. Husten schlimmer beim Liegen, besonders auf der linken Seite. Nächtliches Aufwachen und Aufsitzen um zu husten. Verschlimmerung durch Sprechen, Bewegung, starke Gerüche oder Wechsel vom Warmen ins Kalte. Hält sich die Brust beim Husten, Engegefühl. Heiserkeit mit Schmerzen und Brennen im Kehlkopf.

PULSATILLA

Passt, wenn die Beschwerden häufig wechseln. Der trockene Husten wird schlimmer in warmen Räumen, nach dem Zubettgehen und nachts. Nach dem Aufwachen wird gelber oder grüner Schleim abgehustet, kühle Luft verbessert.

INSEKTENSTICHE

Manche Menschen werden von Insekten besonders geliebt, weil diese deren Ausdünstungen (Schweiss, Hormone) besonders „anziehend" finden. Das Immunsystem hilft der Haut, sich vom eingedrungenen Gift zu befreien - und das „juckt"!

TiP

Der lästige Juckreiz, verursacht durch Insektenstiche, wird durch verdünnten Essig (am besten biologisch), dem einige Tropfen Lavendelöl zugesetzt werden, gemildert.

LEDUM

Das gebräuchlichste Mittel bei juckenden Stichen von Mükken, Bienen, Wespen und Spinnen. Die Stiche sind empfindlich gegen Berührung, der Juckreiz wird durch kalte Anwendung gelindert. Das Mittel lindert auch Ausschläge und Jukken, „als sei man von Läusen befallen". Nachts, insbesondere durch Bettwärme, werden die Beschwerden schlimmer.

APIS

Bei stark geröteter Haut und entzündeten Insektenstichen, die einen brennenden und stechenden Schmerz verursachen. Hitze und Wärme verschlimmern, Kälte und kühle Anwendung bessern. Alle heissen und roten Schwellungen, die durch Insektenstiche verursacht worden sind.

HYPERICUM

Wenn nach einem Stich scharfe oder stechende Schmerzen auftreten, so dass die Vermutung naheliegt, dass ein Nerv getroffen wurde: Taubheitsgefühl und Kribbeln bestätigen dies.

STAPHISAGRIA

Bei Mücken oder anderen Insektenstichen, wenn diese stark jucken oder grosse, fladenartige Schwellungen verursachen.

Kolik

Koliken sind immer ein ernstes Warnsignal mit tieferen Ursachen (siehe dazu auch das Kapitel Schmerz). Diese Ursachen müssen natürlich nach der Akutbehandlung bearbeitet werden!

BRYONIA

Gallenkolik als Folge von Ärger. Jede Bewegung verschlimmert, trockener Mund und viel Durst. Ärgerliche gereizte Stimmung. Jede Bewegung verstärkt den Schmerz, daher liegt der Patient ganz still da. Bauch beim leichten Abtasten empfindlich, grossflächiger langsamer Druck wird besser vertragen. Trockener, harter, umfangreicher Stuhl.

BELLADONNA

Plötzlich auftretender Schmerz, als Folge von Schreck, Ärger oder Abkühlung. Bei Gallen- und Nierenkolik, klopfende Schmerzen im Nierenbereich (strahlt in Rücken und Lendengegend aus) oder Harnleiter. Sehr schmerzhaft, verträgt keine Erschütterungen. Gesicht oft rot und schweissig, heiss; Füsse kalt, Mund trocken, Puls voll und schnell. Die kolikartigen Schmerzen (Gallenkolik) bessern sich durch Überstrecken nach hinten.

CHAMOMILLA

Blähungskoliken, vor allem bei Kindern. Aufgetriebener Bauch, Gase gehen nur selten ab. Kolik nach Ärger, jähzornige und unleidige Patienten. Auch Koliken bei Zahnung.

MAGNESIUM PHOS.

Krampfartige, anfallsartige Gallenkolik-Schmerzen, die plötzlich beginnen und plötzlich aufhören. Krümmen, fester Druck auf den Leib und Wärme bessern. Kälte verschlimmert, die Kolik wurde dadurch oft ausgelöst.

K

NATRIUM SULFURICUM

Leberschwellung, Gelbsucht und Galleerbrechen, Kolik ist Folge von Stoffwechselstörung, Leber oder Darmerkrankung.

TABACUM

Akute Schmerzanfälle, Koliken bei Ruhr, Cholera und Durchfall.

CANTHARIS

Schneidender, brennender, reissender, zusammenziehender Nierenkolik-Schmerz vom Nierenbecken zur Blase (ev. zum Harnleiter). Unerträgliche Krämpfe, dauernder Harndrang, teils mit blutigem Urin.

KOPFSCHMERZEN

Vom leichten „Kopfzerbrechen" bis hin zu den tieferliegenden und ernsteren Gründen gibt es zahlreiche Ursachen, weswegen der Kopf zum Bersten voll ist!
Bei akuten Kopfschmerzen sind homöopathische Mittel jedoch oft sehr hilfreich. Eine tiefere Heilung chronischer Schmerzen bedarf einer genauen Ursachenklärung und kann nur durch einen erfahrenen Homöopathen erfolgen. Falls Sie unter dauernden oder immer wiederkehrenden Kopfschmerzen leiden, sollten Sie einen Arzt oder einen erfahrenen Homöopathen konsultieren!

ARSENICUM

Kopfschmerzen sind nach Mitternacht und nach grossen Aufregungen und Anstrengungen am stärksten. Besserung im dunklen Raum oder mit Kissen unter dem Kopf. Schmerzen lassen durch Kaltwasseranwendungen nach. Die Kopfschmerzen wechseln sich mit anderen Symptomen ab, z.B. Durchfall.

Licht und Bewegung verschlimmern, Patient ist ruhelos, ängstlich und wirft sich im Bett hin und her. Auch bei neuralgischen Kopfschmerzen, bei denen die Kopfhaut extrem empfindlich reagiert. Kälte verschlimmert, Wärme lindert.

BELLADONNA

Der Kopf fühlt sich an, als würde er gleich platzen. Pochende Schmerzen, im allgemeinen an der Stirn oder um die Augen. Wird durch Erschütterung, Berührung, Vorwärtsbeugen, flaches Liegen und Augenbewegungen schlimmer. Gelindert durch aufrechtes Sitzen, Rückwärtsneigen des Kopfes und verstärkten Druck. Augen sind lichtempfindlich, das Gesicht gerötet. Schwindel, der beim Bücken stärker wird.

BRYONIA

Ebenfalls Gefühl, als würde der Kopf gleich platzen. Schon die kleinste Bewegung verursacht stechende Schmerzen, so Augenbewegungen, Husten oder Reden. Die Schmerzen können plötzlich kommen, vor allem morgens beim Aufwachen, und im Laufe des Tages schlimmer werden. Wärme und Hitze verschlechtern, auch Licht und Bücken. Reizbar, weist Zuwendung zurück, will allein sein.

CIMICIFUGA

Heftige, nach aussen drückende Kopfschmerzen, die in die Augengegend ziehen oder im Hinterkopf sitzen und den Nakken hinunterschiessen. Meist verbunden mit schmerzhaften Regelstörungen, Kreuzschmerzen, oder Wechseljahrbeschwerden.

GELSEMIUM

Patient fühlt sich schwach und matt, hält die Augen nur halb geöffnet. Kopfschmerzen vor allem im Hinterkopf. Der Kopf fühlt sich schwer an, als wäre ein Band darum. Schwindelig morgens in der Sonne, durch Wärme und heisse Anwendungen sind die Symptome schlimmer. Manchmal treten solche Kopfschmerzen bei Grippe auf.

HEPAR SULFUR

Wichtigste Unterscheidung ist hier eine extreme Empfindlichkeit der Kopfhaut, Gefühl, als sei ein Nagel in den Kopf gehauen worden. Bohrende Schmerzen, vor allem oberhalb der Nase. Patient meint, der Kopf würde zerspringen.

HYPERICUM

Wenn Kopfschmerzen nach Stoss oder Fall auftreten oder die Wirbelsäule verletzt wurde. Folgen von Gehirn- oder Rückenmarkerschütterung. Ziehender oder bohrender Kopfschmerz, Scheitelkopfweh und Durchblutungsstörungen.

LACHESIS

Kopfschmerzen sind links schlimmer oder beginnen links und wandern dann nach rechts. Morgens und beim Aufwachen am intensivsten, im allgemeinen über dem linken Auge und an der Nasenwurzel. Berührung des Kopfes und Sonnenhitze wirken verschlimmernd, Aufenthalt im Freien bessert.

NUX VOMICA

Kopfschmerzen mit Übelkeit und Ekel vor Essen, oft nach Lebensmittelvergiftungen. Morgens und durch Anstrengung werden die Symptome schlimmer. Wärme, Ruhe und Druck auf den Kopf bringen Erleichterung. Manchmal wird der Kopfschmerz durch Verstopfung begleitet. Folgen von Kaffee-, Alkohol-, Tabak-, Arzneimittelmissbrauch und geistiger Überanstrengung.

PHOSPHORUS

Die Kopfschmerzen werden oft von Hunger angekündigt oder begleitet. Auch nach übermässigem Zuckerkonsum. Patienten frösteln und fühlen sich bei Kälte schlechter, obwohl die Schmerzen durch kalte Anwendungen gelindert werden und sich durch Wärme verschlimmern. Der Kopf fühlt sich schwer an, die Schmerzen sind brennend oder drückend.

SEPIA
Anfallsweise halbseitige Kopfschmerzen (Migräne), hauptsächlich bei Frauen im Zusammenhang mit Unterleibsstörungen.

KRÄMPFE UND MUSKELKRÄMPFE

Alles, was man nicht genügend „locker" nimmt, führt zu Verkrampfungen. Das kann genauso ehrgeiziger Leistungssport sein wie die eigene Haltung zur Weiblichkeit beim „Regelkrampf".

CUPRUM MET.
Das erste Krampfmittel, Muskelkrämpfe nach körperlicher Anstrengung mit Schmerzen, beginnend oft in Fingern und Zehen; Sohlen-, Wadenkrämpfe, die sich auf den ganzen Körper ausbreiten können. Auch bei Schwimmkrampf und sonstigen Krampfanfällen (Epilepsie, Fieberkrampf) einsetzbar.

CHAMOMILLA
Bei nächtlichen Wadenkrämpfen ebenso bewährt wie bei kindlichen Bauch- und Fieberkrämpfen.

GELSEMIUM
Muskelzittern, Schwächegefühl, Muskelkoordinationsstörungen und unterschwellige Wadenkrämpfe, vor allem nach längeren sportlichen Betätigungen.

MAGNESIUM PHOS.
Krampfartige, neuralgische Schmerzen, heftig, schneidend, durchdringend, bohrend, schiessend, stechend. Oft blitzartig kommend und vergehend, in Anfällen, die Stelle wechselnd, am häufigsten in Magen, Bauch und Becken.

M

MENSTRUATIONS- / REGELBESCHWERDEN

Zeichnen sich vor allem durch krampfhaften Schmerz im Bauchbereich aus. Homöopathische Mittel wirken hier im akuten Schmerzstadium sehr gut.

BELLADONNA

Blutfülle und krampfartige Schmerzen, überempfindlich gegen Licht, Geräusche, Geschmack und Erschütterungen. Schmerzen beginnen plötzlich, gehen wieder und kommen in Intervallen zurück. Druck nach unten, als ob Gebärmutterteile zur Scheide hinaustreten. Stiche im rechten Eierstock. Krampfartige Schmerzen im Unterleib vor der Regel. Menstruation zu früh, zu lang, stark, hellrotes Blut, auch übelriechend mit dunklen Klumpen.

CHAMOMILLA

Schmerzempfindlich, diese werden schnell als unerträglich empfunden, jammert ständig. Heftig, krampfartige, plötzlich auftretende Schmerzen mit Blutandrang zum Kopf, diese meist zu Beginn der Periode. Sie strahlen vom Rücken zur Innenseite der Oberschenkel aus. Schmerzen nehmen durch Wärme und Umherlaufen ab, dabei psychische und motorische Unruhe.

CIMICIFUGA

Schmerzhafte Regelkrämpfe, Schmerz scharf in der linken Eierstockgegend, Regel meist zu früh und zu stark. Schmerzen vor der Periode, die oft unregelmässig und mit Rückenschmerzen verbunden ist.

GELSEMIUM

Schwach und zittrig, wehenartiger Schmerz, ausstrahlend zum Kreuz und zu den Hüften. Menstruation zu spät, schwach, während der Periode heiser oder stimmlos. Beeinflusst durch seelische Erregungen, durch schlechte Nachrichten, durch Erwartungsspannung (Prüfungen) oder Ängsten bei öffentlichen Auftritten.

MAGNESIUM PHOS.

Krampf-, anfall-, kolikartige Schmerzen, die auch plötzlich wieder aufhören und monatelang verschwunden sind. Krümmen, fester Druck und Wärme auf den Leib bessern. Schmerzen beginnen oft schon ein bis zwei Tage vor der Regel und werden ab dem zweiten Blutungstag besser. Menstruation zu früh und zu lang, meist schlanke, frostige, nervöse, labile Frauen.

PULSATILLA

Lange vor der Regel Gefühl, als ob diese kommen wolle. Menstruation zu spät, spärlich, unregelmässig oder ausbleibend. Frostigkeit und wechselnde Gemütsverfassung, Krämpfe vor und während der Regel.

SEPIA

Rücken und Kreuzweh, schlimmer im Stehen, Regel meist spärlich und dunkel, verspätet einsetzend und nachts stärker.

VERATRUM ALBUM

Gebärmutterkrämpfe mit starkem Frost und Neigung zu Ohnmachtsanfällen, Kreislaufkollaps. Heftige, kolikartige, krampfartige Schmerzen mit starker Schwäche und Eiseskälte des ganzen Körpers. Besser in Ruhe und Wärme, will warm zugedeckt bleiben. Blässe des Gesichtes und kalter Stirnschweiss. Menstruation zu früh und stark.

TIP

In manchen Fällen helfen auch Auflagen mit Kupfertuch (Fachhandel), sowie eine heisse Wasserlösung mit 14 Tabletten Magnesium phos. D 6 der Schüssler Salze, in kleinen Schlucken getrunken.

OHRENSCHMERZ

Wenn das, was an unser Ohr dringt, schmerzt - wiederum kann es eisige Aussentemperatur sein, die unser „Innenohr" nicht verträgt, oder auch böse Worte oder Urteile, die wir schmerzlich registrieren - tun die Ohren davon weh. Vielleicht wollen wir auch „nicht hören", was wir eigentlich schon längst wissen!

ACONITUM

Bei beginnenden Ohrenschmerzen. Das Aussenohr ist heiss und schmerzt, empfindliche Reaktionen auf Lärm und Musik. Pochende Schmerzen nach Kälte, oft von Fieber und trockenem Husten mit verstopfter Nase begleitet. Gerötetes Gesicht, wird beim Aufsitzen blass, Folgen von trockener Kälte, kaltem Wetter oder Wind.

ALLIUM CEPA

Bei gleichzeitiger Erkältung, die sich durch brennenden, wässrigen Nasenausfluss bemerkbar macht. Meist ist auch Halsweh dabei, das bis zu den Ohren ausstrahlt. In Wärme und warmen Räumen schlechter, in kühler Luft und im Freien besser.

BELLADONNA

Gesicht, Ohren, Gehörgang und Trommelfell sind gerötet, Röte ist hier das Leitsymptom. Plötzliche Symptome, oft nach Zug, das rechte Ohr ist gewöhnlich stärker betroffen als das linke. Pochende und stechende Schmerzen, die manchmal bis in den Hals ausstrahlen. Verschlimmerung nachts und bei Bewegung, Wärme lindert. Die Ohren tun innen und aussen weh, gleichzeitig kann hohes Fieber und Halsweh mit geschwollenen Lymphdrüsen dazu kommen. Akutmittel, wenn die Schmerzen nicht mehr als drei Tage alt sind.

CALCIUM CARBONICUM

Aufgrund allgemeiner Symptome wie Frösteln, Reaktion auf Kaltes oder Ohrenentzündung nach Unterkühlung. Dabei ist der Kopf heiss, reichliches Schwitzen, Schweiss und Stuhl riechen sauer. Halsweh sowie geschwollene Lymphknoten und Verstopfung können daneben auftreten. Ohrenschmerzen sind meist pochend, der Ausfluss aus dem Ohr ist dick, gelb und übelriechend. Kalter Wind verschlimmert.

CHAMOMILLA

Starke Schmerzen und extreme Reizbarkeit fordern dieses Mittel. Empfindlich auf Berührung, kalte Luft verschlimmert. Reissende Ohrenschmerzen, das Ohr fühlt sich verstopft an, es kann Ohrensausen auftreten. Bei Kindern treten beim Zahnen oft Ohrenschmerzen auf.

FERRUM PHOS.

Ebenfalls im ersten Stadium der Entzündung, wie Aconitum und Belladonna. Anders als bei diesen Mitteln setzen die Symptome jedoch langsamer ein und sind weniger intensiv. Gewöhnlich Ohrenschmerzen mehr links.

HEPAR SULFUR

Neben scharfen, splitterartigen Schmerzen im Ohr, körperlich und psychisch gereizt. Extreme Empfindlichkeit auf Berührung. Kälte, Hitze und Wärme bringen dagegen Linderung. Ohrenausfluss ist übelriechend, daneben kann trockener Husten bestehen.

MERCURIUS

Rötung und Schwellung, stechende Schmerzen, Eiterausfluss, Mittelohrentzündung. Lymphdrüsenschwellung und Entzündung, Empfindlichkeit gegen kalte Luft und Kälte allgemein.

PULSATILLA
Ohrenschmerzen, reissend, stechend, nachts schlimmer, Gehörgang geschwollen, Überempfindlichkeit des Gehörs, Klingen und Sausen mit Schwerhörigkeit, Folgen von Erkältung, nassen Füssen, eisenhaltigen Medikamenten und Masern.

TIP
Als Linderung des akuten beissenden Ohrenschmerzes empfehlen sich Zwiebelsaft beziehungsweise Umschläge aus dem Brei frischer Küchenzwiebeln hinter dem Ohr.

Operationen

Bei vielen Operationen werden wir „gewaltsam" von etwas getrennt, das wir manchmal lange zuvor „falsch" aufgebaut haben. Damit wir dies ohne Schock akzeptieren können, müssen wir meist in „Tiefschlaf" (Narkose) versetzt werden. Homöopathie hilft uns bei jeder Operation, uns an die neuen Gegebenheiten anzupassen und ist damit eine wohltuende Unterstützung zur medizinischen Chirurgie. Auch Hahnemann wusste, dass ein belastendes Übel zuerst beseitigt werden muss. Nachfolgend sind alle sehr spezifisch einsetzbaren Mittel aufgeführt. Homöopathischen Laien sei allerdings ans Herz gelegt, dass nur ein Mittel, maximal ein zweites nach der Operation und zur Operationsbegleitung verwendet werden soll. Im Zweifelsfall suche man einen Homöopathen auf!

ARNICA
Kommt als erstes Operationsmittel meist knapp vor oder nach der Operation zum Einsatz, damit der Operations-Schock leichter überwunden wird, Blutungen auf ein Minimum reduziert und die Wundheilung angeregt wird.

ACONITUM

Panische Angst vor Operationen. Je nach Einsetzen der Operationsangst wird das Mittel zur Vorbereitung verabreicht. Das Mittel kommt immer dann zum Einsatz, wenn grosse Angst und Panik vor der bevorstehenden Operation herrschen.

NATRIUM MURIATICUM

Bei älteren Menschen mit geschwächter Vitalität ist dieses Mittel als zusätzliche Begleitung notwendig, wenn ein schwaches Herz und Kraftlosigkeit vorhanden sind.

BARIUM MURIATICUM

Ist ebenfalls bei älteren Menschen einzusetzen. Wenn es die Zeit erlaubt, können mit diesem Mittel 4 - 6 Wochen vor der Operation die Gefässe gestärkt und aufgebaut werden (bei Arteriosklerose und degenerativen Prozessen).

HYPERICUM

Kommt es bei der Operation zu Verletzungen von Nerven, Hautnerven, tiefgreifenden Nerven oder Gehirnanteilen, so nehme man Hypericum.

STAPHISAGRIA

Beseitigt die Folgen von glatten Schnittwunden, Stichwunden und kleineren Einschnitten. Es kann ebenso nach Operationen eingesetzt werden, bei Entzündungen und Schmerzen sowie nach Nierensteinoperationen.

PHOSPHORUS

Ist zur Operationsvorbereitung dann angezeigt, wenn eine grosse Blutungsneigung besteht und Wunden lange nachbluten. Postoperativ kommt das Mittel zum Einsatz, wenn Übelkeit und Erbrechen (früher nach Chloroform) gegeben sind oder Beschwerden nach dem Röntgen auftreten.

LACHESIS

Ist wichtig zur Operationsvorbereitung, wenn Thrombose- und Emboliegefahr besteht.

NUX VOMICA

Hebt die bei Operationen oft gegebenen Narkoseschäden auf. Diese können sich durch Magen-Darm-Beschwerden, Übelkeit, Benommenheit, Schwindel und Schwäche äussern. Das Mittel unterstützt dabei die Leber in der Entgiftungsfunktion.

ARSENICUM ALBUM

Kommt postoperativ zum Einsatz, wenn der Patient sehr geschwächt ist. Er kann nichts zu sich nehmen, es kommt sofort zu heftigem Erbrechen. Alles Kalte, auch die kleinsten Mengen, verschlimmern. Oft Klagen über brennende Schmerzen im Magen.

CHAMPHORA

Gilt als das Mittel bei Operationskollaps (Kreislaufzusammenbruch, bedingt durch den Operationsschock), wenn dieser mit Übelkeit und Erbrechen verbunden ist.

ZINCUM

Begleitet vor allem Augenoperationen und entzündliche Augenprozesse. Nach der Augenoperation werden Lichtblitze erlebt. Der Zincum-Patient ist unruhig, nervös und schreckhaft.

CHAMOMILLA

Bei psychischen Unruhezuständen, Schlaflosigkeit und Erregung, besonders auch bei Kindern, hilft die Kamille. Auch bei reizbaren, verdriesslichen Kranken.

REISEKRANKHEIT

Wenn einer eine Reise tut, dann kann er was erleben... Sicher ist, dass man den gewohnten Alltagstrott verlässt. Das sorgt bei manchen Menschen bereits für so viel Aufregung, dass ihnen ganz schlecht wird! Homöopathie führt wieder in die eigene „Mitte" und hilft damit, den Ereignissen gelassener gegenüberzutreten.

TIP

Nie mit vollem oder ganz leerem Magen auf Reisen gehen! Zusätzlich: Bei drohender Reiseübelkeit frischen oder kandierten Ingwer kauen - hemmt den Brechreiz.

COCCULUS

Bei Auto-, Bus- oder Zugfahrten ist dies das wichtigste Mittel, besonders wenn Schwindel mit grosser Schwäche und Übelkeit auftritt. Die Fahrt wird besonders schlecht vertragen, nach Mangel an Schlaf, bei Lärm und bei Erschütterung. Verschlechterung des Schwindels beim Aufrichten aus der Waagrechten, durch Sonne und Bewegung. Das Mittel kann ausnahmsweise auch vorbeugend eingesetzt werden.

BELLADONNA

Ist das Mittel für die Fliegerkrankheit, also Beschwerden, die sich als Ohrenschmerzen, Kopfschmerzen und Übelkeit beim Landen und Starten zeigen.

GELSEMIUM

Wenn panische Angst vor dem Fliegen mit all den unangenehmen Begleiterscheinungen besteht, kann dieses Mittel auch bis eine Woche vorher eingenommen werden - aber nur als Einmalgabe!

TABACUM

Wird bei Seekrankheit verabreicht. Übrigens: Der beste Platz

R

für Menschen, die dazu neigen, ist die Mitte des Schiffes, weil dort die Schaukelbewegungen am wenigsten zu spüren sind.

NUX VOMICA

Vor allem bei Erbrechen, Blähungen und Aufstossen auf Reisen. Es erleichtert auch, mit der Zeitverschiebung bei Flugreisen besser zurechtzukommen (z.B. bei gestörtem Schlaf- und Wachrhythmus)und hilft bei Schluckauf.

SULFUR

In den seltenen Fällen, wenn Nux Vomica bei den oben angeführten Beschwerden nicht hilft, ist Sulfur angezeigt.

ARGENTUM NITRICUM

Bei ständiger Angst und Unruhe vor den kommenden Ereignissen. Schwindel mit zittriger Schwäche der Beine, Höhenangst, Platzangst, Verschlechterung im Dunkeln oder bei Schliessen der Augen.

RÜCKENBESCHWERDEN

Der aufrechte Gang, der unserem Rücken am besten bekommt, kann durch zu schwere Belastungen (Gepäckstücke!) nicht mehr praktiziert werden, weil wir uns dabei „beugen" müssen. Auch eine ungewohnte Haltung (körperlich und geistig) kann dazu führen, dass man sich „krümmt" - oft auch vor Schmerzen!

RHUS TOX.

Bei Hexenschuss oder steifem Rücken, der bei Reisen oft durch Bewegungsmangel entsteht. Wenn der Rücken durch Heben und Tragen schwerer Koffer überbelastet wurde bzw. bei ungewohnter Anstrengung ist dies das wichtigste Mittel.

ARNICA

Der Rücken fühlt sich geprellt an, wobei fortgesetzte Bewegung Verschlimmerung hervorruft. Besonders hilfreich zur Linderung von Muskelschmerzen bei intensiver sportlicher Betätigung, nicht nur im Bereich des Rückens, sondern allgemein.

BELLIS PERENNIS
Der Rücken fühlt sich geprellt an, lockert sich aber mit fortgesetzter Bewegung. Besonders hilfreich bei der Behandlung von Gärtnerrückenschmerzen, vor allem bei älteren Menschen.

BRYONIA
Bei schweren Rückenschmerzen, meist durch Verheben, wobei die geringste Bewegung schmerzhaft ist, kann Bryonia Linderung verschaffen.

MAGNESIUM PHOSPHORICUM
Bei Ischias, der über den Oberschenkel und das Bein in den Fuss ausstrahlt. Meist rechtsseitig, durch falsches Heben oder wenig Bewegung während einer Reise hervorgerufen.

ARSENICUM ALBUM
Ischias-Schmerzen bei älteren Menschen.

ACONITUM
Steifer Hals aufgrund von Zug. Massiver Nackenschmerz, der auch durch falsches Heben oder zu weiche Betten verstärkt werden kann.

SCHLAFSTÖRUNGEN

Das „sanfte Ruhekissen aus gutem Gewissen" liegt nicht immer bereit, wenn uns Sorgen quälen oder „Ungewisses" unsere Gedanken nicht zur Ruhe kommen lässt. Dann schlafen wir nicht ein, wälzen uns unruhig hin und her oder erwachen mitten in der Nacht.

MERKE: Ständige Schlafstörungen haben meist tieferliegende Ursachen und müssen deshalb sorgfältig abgeklärt werden. Nur kurzfristig kann in Ausnahmesituationen, z.B. Reisen, homöopathische Hilfestellung beansprucht werden!

ACONITUM

Schlafstörung bei grosser Unruhe und Angst, man wälzt sich hin und her, fixe Ideen, Kopf voller Probleme und Gedanken, hastig und schreckhaft.

GELSENIUM

Schlaflosigkeit nervöser Art wegen Erschöpfung, Angst vor Prüfungen oder Angst vor kommenden Ereignissen.

IGNATIA

Schlaflosigkeit infolge von Gram und Kummer, Beleidigung oder Heimweh.

COFFEA

Infolge überreizter Nerven, bei geistiger Nachtarbeit und nervenschwachen Menschen kommt es zu Schlaflosigkeit. Ebenso durch Husten, Gedankenjagd, zuvielen Plänen, Ideen und Phantasien. Kann nicht einschlafen, solange eine Uhr tickt.

ZINCUM MET.

Schlaflos oder häufiges Erwachen, kann vor Übelkeit keinen Schlaf finden. Aufschrecken im Schlaf mit Schreien, Erwachen mit Schreck, Träume schwer, Zuckungen im Schlafe, Tagesschläfrigkeit, besonders nach dem Essen, Zähneknirschen, grosse Unruhe, Beine immer in Bewegung.

TIP: Abends keine reichhaltigen Mahlzeiten, koffeinhaltigen Getränke und Alkohol. Diese stören den Schlafrhythmus

SCHLANGENBISS

Zwar brauchen wir uns in einheimischen Breitengraden nicht so sehr vor Giftschlangen zu fürchten, in südlichen, heissen und steinigen Regionen ist jedoch Vorsicht geboten!
Die meisten Bisse treten an Armen und Beinen auf. Nach einem Biss ist die ganze Gliedmasse bei der nächsten Beugestelle (z.B. Unterarm: Unter dem Ellenbogengelenk, Unterschenkel: Unter dem Kniegelenk) mittels Druckverband fest abzubinden (siehe Notfallteil Druckverband). Das Glied ruhig stellen, damit die Ausbreitung des Giftes begrenzt werden kann. Nicht abschnüren! Auf Aussaugen der Wunde kann aus heutiger Sicht verzichtet werden, es ist wirkungslos und eher gefährlich. Anschliessend ist umgehend ein Arzt aufzusuchen, in schweren Fällen ist schulmedizinisches Schlangenserum dringend erforderlich. Dazu muss genau bekannt sein, von welcher Schlange oder welchem anderen Tier, wie Skorpion, Wespe etc., man gebissen wurde.

TIP: Übergrosse Ängstlichkeit des Opfers führt dazu, dass sich das Gift schneller ausbreitet. Daher beruhigend zureden und Notfalltropfen einsetzen!

ACONITUM

Grosse Angst und Panik, kann sich nicht beruhigen, so dass die Gefahr besteht, dass es zu einer rascheren Ausbreitung des Schlangengiftes kommt.

LEDUM

Dient dazu, die weitere Ausbreitung des Gifts möglichst zu verhindern. Dieses Mittel soll daher sofort nach der beruhigenden Massnahme, falls diese notwendig war, eingesetzt werden.

ARSENICUM ALBUM

Kann in solchen Fällen ausnahmsweise ca. 15 Minuten später

S

gegeben werden, wenn nach dem Schlangenbiss eine grosse Schwäche gegeben ist.

LACHESIS
Kommt hinzu, wenn Herzbeschwerden mit Erstickungsgefühl, heftigem Herzklopfen und Pulsunregelmässigkeiten auftreten.

CARBO VEGETABILIS
Bei Schock, Kreislaufzusammenbruch und Abnahme der Lebenskraft ist dieses Mittel indiziert, natürlich neben den unterstützenden Notfallmassnahmen!

SCHNUPFEN

Eine alte Volksweisheit besagt, dass ein unbehandelter Schnupfen rund sieben Tage dauert, mit medizinischer Unterstützung dagegen eine Woche.
Tatsächlich sollte nicht jeder harmlose Schnupfen gleich unterdrückt und wegtherapiert werden, da die Absonderung aus der Nase oft ein notwendiges Ventil zur Ausschaltung einer tieferen Störung darstellen kann. Diese Chance sollte man dem Körper geben. Nur wenn man gerade im Urlaub weilt oder in anderen „wichtigen" Situationen die Nase voll hat, kann man die Ausleitung mit Homöopathie unterstützen und erträglicher gestalten.

GELSEMIUM
Akuter Fliessschnupfen zu Beginn eines fieberhaften Infekts mit Völlegefühl an der Nasenwurzel, mässigem Fieber, dumpfem Kopfschmerz und reichlich wässrigem, scharfem Schnupfen. Frostschauer im Rücken, gerötetes Gesicht.

NUX VOMICA
Wenn es nach Temperaturschwankungen infolge von Abküh-

lung zu Schnupfen kommt oder nach Luftzug milder Fliessschnupfen auftritt, ist Nux vomica angebracht. Die Nase läuft am Tage, bei Kälte und morgens. Nachts ist sie dagegen verstopft und trocken, ebenso in warmen Räumen. Auch bei Heuschnupfen mit häufigem Niesen.

ALLIUM CEPA

Katarrh, meist Folge von feuchter Kälte oder Durchnässung der Füsse, auch Heuschnupfen. Wundmachender, scharfer, wässriger Fliessschnupfen mit viel Niesen, Druck in den Stirnhöhlen und Reizung der Augenbindehäute mit reichlichen milden Tränen. Schlimmer im warmen Raum, besser im Freien.

SCHWINDEL

Wer sich in zu grosse Höhen begibt, den sicheren Boden (der Realität?) verlässt, dem kann es passieren, dass ihm „schwindelt". Homöopathie kann behilflich sein, wieder festen Boden unter den Füssen zu bekommen.

ARGENTUM NIT.

Starker Schwindel, oft mit Summen in den Ohren, mit allgemeiner Schwäche und Zittern. Schwindel in engen Strassen, beim Sehen in die Tiefe, in den Bergen oder von hohen Häusern; taumelt beim Gehen im Dunkeln.

LACHESIS

Schwindel durch Blutandrang oder Blutleere im Kopf, beim Schliessen der Augen, Schwindel nach Schlaf, blaurote Färbung des Gesichtes oder der Schleimhäute.

COCCULUS

Schwindel mit Betäubung, mit Brechreiz. Nervöser Drehschwindel beim Aufsetzen und Kopfheben, muss sich wieder hinlegen.

BRYONIA

Schwindel mit Neigung rückwärts zu fallen, besonders im warmen Zimmer. Bei Bewegung des Kopfes und beim Aufstehen aus dem Bett.

PHOSPHOR

Nervöser Schwindel, besonders bei älteren Menschen, mit Schlaflosigkeit. Sinnesorgane überaus empfindlich, dynamisch und voller Ideen, aber schnell erschöpft. Schwindel beim Hinabsehen und beim Erheben vom Sitz.

PULSATILLA

Schwindel beim Sitzen, Aufstehen, Bücken und Liegen mit Brechreiz, beim Aufwärtssehen, beim oder nach dem Essen, bei unterdrückter Regel.

SONNENBRAND

Wenn wir uns zu viel sonnen, nicht rechtzeitig darauf bedacht sind, auch einmal den „Schatten" aufzusuchen, rächt sich dies durch verbrannte Haut und brennende Schmerzen!

TIP

Bei Hitze auf ausreichende Flüssigkeits- und Salzzufuhr achten (siehe auch Notfall/Verbrennungen). Besser als kalte Getränke "kühlen" warme Tees!

TIP

Bei Sonnenstich/Überhitzung: In den Schatten bringen, Kleidung öffnen, Oberkörper hochlagern, kühlen. Notarzt verständigen. Einen gestrichenen Teel. Salz in einem halben Liter Wasser auflösen und mehrmals stündlich geben.

ACONITUM
Trockene, heisse Haut, das Gesicht ist rot und heiss. Es besteht starke, nervöse Ruhelosigkeit gegen Abend und nachts und viel Durst auf kaltes Wasser. Auch im ersten Stadium eines Sonnenstichs.

BELLADONNA
Erstes Mittel bei Sonnenbrand, wenn das Gesicht rot, heiss und schweissig ist. Pupillen geweitet, klopfende Schläfen und Halsarterien. Achtung: Klopfender Kopfschmerz weist auf Sonnenstich hin.

CANTHARIS
Das entscheidende Leitsymptom ist brennender Schmerz auf der Haut, es bilden sich Brandblasen (grosse wassergefüllte Blasen).

APIS
Aufgedunsene, rotglänzende, wassersüchtige Haut, wie bei Bienenstichschwellung, mit Schmerzen, Brennen und Stechen. Kalte Umschläge oder kühler Wind bessern, wenig Durst.

HYPERICUM
Hilft bei Verbrennungsschäden, sensibler Haut, Sonnenallergie, sowie bei extremer Sonnenempfindlichkeit.

LACHESIS
Bei allgemeiner Überempfindlichkeit gegen Sonnenbestrahlung, Sonnenallergie und wenn Sonne Hitzewellen und Blutandrang zum Kopf verursacht.

V

VERLETZUNGEN ALLGEMEIN

Die schweren, grossen Verletzungen haben wir bereits ausführlich im Notfall-Teil besprochen. In diesem Kapitel geht es um kleinere Unfälle, die uns im Urlaub oder Alltag begegnen oder passieren können.

ARNICA
Arnica als erstes Verletzungsmittel ist einzusetzen bei Verletzungen der Weichteile, nach Schlagverletzungen, bei Quetschung der Muskeln, bei Bissen in die Weichteile, bei Platzwunden, bei Schnitt- und Risswunden mit Blutungen und bei Knochenbrüchen. Ebenso dient es bei Muskelkater, Muskelzerrung und Muskelriss, sowie bei Verrenkung und Verstauchung.

LEDUM
Bei Bisswunden in Händen und Füssen, besonders in Fingern und Zehen. Ausserdem gibt man es bei kleinen Stichwunden.

HYPERICUM
Auch bei kleineren Quetschungen, bei denen Nervengewebe betroffen ist.

RUTA
Bei Augenverletzungen, Quetschung der Knochenhaut, Sehnenscheidenentzündungen und Sehnenverletzungen, sowie bei Verletzungen, bei denen die Gelenke betroffen sind.

CALENDULA
Bei Schürfwunden und Riss-Quetschwunden beseitigt die Ringelblume den Wundschmerz und fördert die Heilung.

SILICEA
Nach Splitterverletzungen, wenn ein Stachel, Dorn oder Fremd-

körper steckengeblieben oder eingewachsen ist, fördert Silicea das Herausarbeiten der Fremdkörper und die Wundheilung.

CAUSTICUM

Blasenbildung an den Fersen infolge von Reibung durch nichtpassendes Schuhwerk.

BELLIS PERENNIS

Ist bei Verletzung des Bauchraumes besonders angebracht, ebenso bei Quetschung, Bluterguss und wenn starke Schmerzen bestehen.

Zahnprobleme / Zahnschmerzen

Wenn Zahnschmerz uns plagt, haben wir oft beim „Durchbeissen“ Probleme, und wir müssen dies entweder schnell reparieren oder „Federn“ (Zähne!) lassen!

Achtung: Bei Zahnschmerzen immer zum Zahnarzt, Homöopathie dient hier nur zur Überbrückung und Begleitung!

ACONITUM

Bei unerträglichen Zahnschmerzen, die den Patienten zur Verzweiflung bringen, meistens nachts und bei kalten Temperaturen schlimmer. Er ist unruhig und angespannt.

ARNICA

Das Begleitmittel beim Zahnziehen und anderen zahnchirurgischen Eingriffen.

RUTA

Wirkt ebenfalls wohltuend vor und nach dem Zahnziehen.

Z

BELLADONNA

Für das sehr schmerzhafte Zahnen bei Kindern. Sie sind unruhig, schreien und beissen, auch Zuckungen können auftreten, Gaumen und Lippen sind sehr rot. Kann eingesetzt werden bei rasch einsetzenden pochenden Zahnschmerzen, die durch Wärme gelindert werden. Das Zahnfleisch ist rot und geschwollen, die Temperatur oft erhöht.

CHAMOMILLA

Zahnung bei Kindern, die reizbar und ungeduldig sind und dabei starke Schmerzen leiden. Eine Backe ist oft heiss und rot, die andere kalt und blass. Bei starken Zahnschmerzen, die nachts durch warme Anwendungen schlimmer, durch Kälte jedoch gelindert werden.

MERCURIUS

Zahnschmerz mit entzündetem Zahnfleisch, Mundgeschwüre, Aphten, mit und ohne Backengeschwulst, Zahnwurzelschmerz. Zahnfleischrückbildung mit Blutungsneigung und mangelhafter Tendenz zur Heilung.

PULSATILLA

Die Schmerzen werden schlimmer durch Wärme, besser in kalter Luft und durch kalte Anwendungen. Neuralgischer Zahnschmerz bis ins Ohr.

STAPHISAGRIA

Die Zähne sind so empfindlich, dass nicht die geringste Berührung vertragen wird. Kalte Getränke und kalte Luft machen die Schmerzen schlimmer.

Zeckenbiss

Eine Infektionsgefahr durch Zecken soll auch in einem Homöopathie-Ratgeber nicht verharmlost werden. Wir wollen aber auch nicht in die allgemeine Panikmache im Hinblick auf diese Sache einstimmen! Als Homöopathen stehen wir verständlicherweise auch den Impfungen etwas skeptisch gegenüber, da über Impffolgen und Spätschäden oft wenig bis gar nicht aufgeklärt wird. Dazu kommt, dass auch eine Impfung nur bei bestimmten Erregerstämmen einen wirklichen Schutz darstellt.
Am besten schützt man sich unserer Meinung nach durch einen verantwortungsbewussten Umgang mit dem eigenen Körper. Das heisst beim Thema Zeckengefahr:

- Schützen durch Kleidung, hohes Schuhwerk (Sommerstiefel) und Strohhut.
- Ev. mit natürlichem Anti-Insektenöl oder Spray (Drogerie/ Apotheke) unbedeckte Hautpartien einölen.
- Sofort nach Wanderung auf Zeckenbefall kontrollieren!

TiP

An der Haut befindliche Zecken werden mit einer Pinzette möglichst weit vorne erfasst - so fest, dass man nicht abrutscht - und herausgezogen. Bei später auftretender Rötung beziehungsweise Entzündung ist ein Arzt aufzusuchen.

LACHESIS

Kann nach einem Zeckenbiss sicherheitshalber eingesetzt werden, um Blutvergiftung und schlimmere Folgen zu vermeiden.

LEDUM

Wenn es lokal zu Blutaustritt, zu Rötung und Schmerzhaftigkeit kommt.

ÜBER HOMÖOPATHISCHE ARZNEIMITTELBILDER...

Auf den nächsten Seiten finden Sie stichwortartig einige homöopathische Arzneimittelbilder. Was bedeuten diese, manchmal dramatisch anmutenden Beschreibungen, wie sind sie entstanden, was sagen sie aus?

In der homöopathischen Heilweise spielen Arzneimittelbilder eine Schlüsselrolle. In umfangreichen Prüfungen wurden von Gesunden die Mittel in Ursubstanz oder niederer Potenzstärke über einige Zeit hinweg eingenommen. Die verursachten Störungen beim Gesunden, die sich durch körperliche, psychische oder geistige Empfindungen zeigten, wurden systematisch aufgezeichnet.

Das Ergebnis der Arzneimittelprüfung ist das Arzneimittelbild. In den grossen homöopathischen Arzneimittellehren sind alle Befindensveränderungen nach dem „Kopf-Fuss-Schema" aufgelistet und umfassen für jedes Mittel oft mehrere Seiten.

Zeigt ein kranker Mensch nun ähnliche Symptome, so vermag dasselbe Mittel in Hochpotenz die Krankheitserscheinungen zu heilen. Die nachfolgend aufgelisteten Mittel dienen daher zum Vergleich der ähnlichsten Erscheinungen im Krankheitsbild (= Simile).

MITTELÜBERSICHT DER HOMÖOPATHISCHEN NOTFALL-APOTHEKE

Die hier enthaltenen Mittel sind wichtige und teils auf vielen Gebieten einsetzbare Homöopathika. Sie haben sich bereits bei vielen Beschwerden bewährt. Als empfohlene Potenz verwenden wir - wie bereits aufgeführt - die D 30. In dieser kurzen Arzneimittelbild-Übersicht, die auf die nötigsten Begriffe reduziert wurde, besagen die folgenden Zeichen:

- Einige hervorstechende Eigenschaften und Besonderheiten des Mittels in Stichworten:
- Charakteristische Merkmale des Menschentyps, der zu diesem Mittel die grösste Übereinstimmung aufweist:
- Folge von... Die Krankheit wurde meist durch die aufgeführten Ereignisse ausgelöst oder tritt in folgenden Situationen auf:
- Allgemeintext über das Mittelbild:
- Verbesserung der Beschwerden durch die aufgeführten Bedingungen:
- Verschlechterung der Beschwerden durch folgende Bedingungen:
- Antidote: Substanzen, die sich mit dem Mittel nicht vertragen. Sie können die Heilwirkung eines homöopathischen Mittels beeinträchtigen, abschwächen oder völlig verhindern. Daher ist es sinnvoll, solche Störungen zu vermeiden. Kampfer ist eine Substanz, die in allen pfefferminzartig schmekkenden Nahrungsmitteln und Duftstoffen vorkommt: Vorsicht daher bei der Zahnpflege, bei Hustenbonbons, Einreibeölen und Pfefferminztee, bzw. bei Aromaölen in Duftlampen. Ist bei einem Mittel kein Antidot angegeben, so wird dieses nicht durch die herkömmlichen Störfaktoren beeinträchtigt.

TiP

Fast alle herkömmlichen Zahnpasten enthalten Kampferöle. Es empfiehlt sich daher, bei homöopathischer Behandlung und vor dem Urlaub generell eine homöopathieverträgliche Zahnpasta zu besorgen oder Schlemmkreide zu verwenden!

ACONITUM / STURMHUT

- Plötzlicher, stürmischer Beginn, Folgen von Schreck, Ängsten, Fieberhitze
- Grosse Furcht und Ängstlichkeit des Gemüts, gerötetes Gesicht, ruhelos, schreck- und schmerzhaft
- ➔ Wetterwechsel, kalte, trockene Luft, Kälte, Zugluft, Schock, Schreck, Panikattacken
- Es besteht grosser Durst auf kalte Getränke, grosse Furcht bis hin zu Todesängsten, die Haut ist heiss und trocken, Schwitzen erleichtert und senkt das Fieber.
- ↑ Frische Luft, Aufdecken des Patienten ↓ um Mitternacht, durch Wärme; durch kalten Wind
- Kaffee, Wein, saures Gemüse

ALLIUM CEPA / KÜCHENZWIEBEL

- Augen und Nase tränen, brennende Tränen, Fliessschnupfen
- Akute katarrhalische Entzündung der Schleimhäute, Heuschnupfen mit Niesanfällen
- ➔ Schnupfen, alljährlich im August, aber auch nach feuchtem Wetter, nasse Füsse
- Es bestehen neben Fliessschnupfen Augenbrennen (wie von Rauch), übermässiger Tränenfluss, reichlich wässrige und scharfe Absonderung aus der Nase sowie Neuralgien, Koliken, wunde Stellen an Füssen durch Reibung.
- ↑ Im Freien, beim Bewegen ↓ Durch warmes Zimmer, im Sitzen

APIS / BIENENGIFT

- Stechender, brennender Schmerz, Schwellung, Insekten- und Bienenstiche

- 😐 Reizbare, nervöse Menschen, schwer zufriedenzustellen, mutlos, vergrösserte Drüsen, Ödeme
- ➔ Allergische Reaktionen nach Insektenstich, Medikamenten, Zorn, Verdruss, Eifersucht, Schreck
- ⊙ Es bestehen Ödeme, aufgedunsene Schwellung unter den Augen, Berührungsempflindlichkeit, brennende, stechende, wunde Schmerzen, Durstlosigkeit. Hautausschläge, Hals-/Blasenentzündung, Gelenkbeschwerden
- ↑ Durch kalte Anwendungen, frische Luft ↓ Durch Wärme

ARGENTUM NITRICUM / SILBERNITRAT

- ● Höhenangst, Prüfungsangst, Ängste mit nervösem Schwindel
- 😐 Schlanke, magere Menschen, immer in Eile, ängstlich, reizbar, nervös, impulsiv im Denken
- ➔ Geistige Überanstrengung, Platz- und Höhenangst, Aufregung, Reisekrankheit, Flugangst
- ⊙ Es bestehen nervöser Schwindel, Durchfall, Angstzustände, Ohrenrauschen, Verlangen nach Zucker und Salzigem, Aufstossen mit Erbrechen und Übelkeit, Bauchschmerzen.
- ↑ Kaltes Wasser, frische Luft ↓ Ungewöhnliche geistige Anstrengung, Essen von Zucker oder Eiskrem, div. Ängste
- ⊠ Kaffee

ARNICA / BERGWOHLVERLEIH

- ● Erstes Verletzungsmittel bei Unfällen, Operationen und Blutungen
- 😐 Lebhafte Menschen, rotes Gesicht, Körper kalt, schmerzhaft, sagt aber, ihm fehle nichts

➔ Mechanische Verletzung, Operationen, Frakturen (Brüche), Schlag-/Herzanfall, Anstrengung

⊙ Wundes, lahmes, gequetschtes Gefühl im ganzen Körper, wie zerschlagen, nach Verletzungen, Benommenheit nach Gehirnerschütterung oder Schlaganfall, Unterlage erscheint zu hart, muss sich zur Schmerzlinderung bewegen

↑ Im Liegen ↓ Berührung, Bewegung, im Feuchtkalten

⌦ Kaffee, Wein, Essig, Kampfer (alle pfefferminzhaltigen Substanzen, Zahnpasta!)

ARSENICUM ALBUM / ARSENIK

● Grosse Schwäche, sinkende Lebenskraft, ruhelos, ängstlich

☺ Geschwächte, entkräftete Menschen, Angst vor Krankheiten und Ansteckung, vor dem Alleinsein, reizbar, penibel

➔ Verdorbene Speisen, Vergiftungen, Erschöpfung bei geringster Anstrengung, Alkoholismus

⊙ Entkräftet, psychisch unruhig, zur Bewegung zu schwach, Durchfall nach Lebensmittelvergiftung, asthmatische Atmung, brennende Schmerzen, grosser Durst, trinkt aber nur kleine Mengen

↑ Durch Hitze, heisse Getränke ↓ Nach Mitternacht, Kälte, nasses Wetter

⌦ Kampfer (alle pfefferminzhaltigen Substanzen, Zahnpasta!)

BARIUM MURIATICUM / BARIUMCHLORID

● Alters- und auch Kindermittel, Zittern, Schwäche, Mandelentzündung

☺ Schwach, zittrig, Herz-Angst, chron. Mandelentzündungen, Kinder mit offenem Mund und auch bei älteren, geschwächten Menschen

➔ Diphterie, behinderte Nasenatmung, Arterienverkalkung

- ⊙ langsame, zunehmende Entzündungen, Nase und Rachen trocken, stechend, mit Ohrknacken, Altersherzschwäche, Alters-Bronchitis, Tonsillitis mit Eiterneigung, wiederkehrende Mittelohrentzündung, Schwerhörigkeit, Magen-Darmstörungen
- ↓ Denken an die Beschwerden

BELLADONNA / TOLLKIRSCHE

- ● Akute, heftige Entzündung, hochrotes Gesicht, gerötete Augen
- ☺ Kräftige, vollblütige, sonst gesunde, lebhafte und unterhaltsame Personen, rotes Gesicht, Pupillen vergrössert, Gemüt heftig und reizbar.
- → Feuchtkaltes Wetter, nasse Haare, Luftzug, Zahnung, kalte Füsse, Erkältungsanfälligkeit
- ⊙ Die Schmerzen kommen meist anfallsartig und erzeugen Röte des Gesichtes, Blutandrang zum Kopf, klopfende Halsschlagader, heftiger Fieberwahn, will beissen und schlagen, Puls voll und kräftig, krampfartige Schmerzen.
- ↑ Ruhe, aufrechtes Sitzen ↓ Erschütterung und Lärm, beim Hinlegen
- ⊠ Kaffee, Wein, Kampfer (alle pfefferminzhaltigen Substanzen, Zahnpasta!)

BELLIS PERENNIS / GÄNSEBLÜMCHEN

- ● Schmerzhafte Verletzungen, Blutungen, Quetschungen
- ☺ Jüngere Menschen, Schwangere in den letzten Monaten (Bauchdecke schmerzhaft),Wundheitsgefühl
- → Verletzungen und Quetschungen mit Blutaustritt, Blutungen aus Blase und Gebärmutter.

- ⊙ Hautleiden, Furunkelbildung, Nagelgeschwür der Gärtner, Zerschlagenheitsschmerz, Verrenkungen an Hand und Fuss mit Bluterguss, schmerzhafte Bauchdecke am Ende der Schwangerschaft, Wundheitsgefühl und langanhaltende Blutungen im Wochenbett
- ↑ Bewegung, Massage ↓ Nachts

Bryonia / Zaunrübe

- ● Gelenkrheuma, scharfe Schmerzen, verschlimmert durch Bewegung
- ☺ Ärgerliche, reizbare Personen, misslaunig, ertragen keinen Widerspruch, wollen Ruhe haben
- → Ärger, Widerspruch, Gestörtwerden, Essen, heisses Wetter, Erkältung, Hautausschläge
- ⊙ Stauungen, Schwellung, Ödeme, langsam sich entwikkelnde Entzündungen und Fieber, pulsierender Kopfschmerz, Gelenkrheumatismus mit stechenden, heftigen Schmerzen, Krampf und Keuchhusten, Durchfälle, Gallenleiden
- ↑ Ruhe, fester Druck ↓ Bewegung, Ärger, Hitze, Aufregung
- ⊠ Kaffee, Kampfer (alle pfefferminzhaltigen Substanzen, Zahnpasta!)

Calcium carbonicum / Austernschalenkalk

- ● Spätentwickler, träge, dicke Kinder, Schweissneigung
- ☺ Kindermittel, blass, phlegmatisch, ängstlich, Kopfschweisse, wenig Spannkraft, fettleibig
- → Geringste Anstrengung, Kälteempfindlichkeit, Infektanfälligkeit, Zahnen, Polypen, Entwicklungsverzögerung.
- ⊙ Erschöpfung nach geringer Anstrengung, Übergewicht, liebt Süssigkeiten und Teigwaren, bei Allergien, Erkältun-

gen, schlechtes Wachsen und Zahnen, schlecht heilende Haut, Kopfschweiss, Muskel- und Knochenschwäche

↑ Wärme, Liegen auf kranker Seite ↓ Anstrengung, Kälte, Feuchtigkeit

☒ Kampfer (alle pfefferminzhaltigen Substanzen, Zahnpasta!)

Calendula / Ringelblume

● Riss- und Quetschwunden mit heftigen Wundschmerzen

☺ Neigung zu Hautrötungen, gereizte, empfindliche Haut, Risswunden, Operationsschnitte

→ Rissverletzungen der Muskel und Sehnen, Einrisse nach Entbindung, Gelenkverletzung, chirurgische Eingriffe

⊙ Plötzliche Schmerzen bei Wundfieber, Nervengeschwulst, gereizt, entzündet, schorfig, eitrig, schmerzhaft, zerschlagen; beugt rechtzeitig einer Eiterung vor

↓ Feuchtes Wetter, Schüttelfrost

☒ Kampfer (alle pfefferminzhaltigen Substanzen, Zahnpasta!)

Camphora / Kampfer

● Verletzungsschock, bläulich-blasses Gesicht, Schwäche

☺ Psychisch und physisch schwache, reizbare Personen, empfindlich gegen kalte Luft

→ Verletzungsschock, Kreislaufzusammenbruch nach Erregung oder Angst, Kräfteverfall

⊙ Kreislaufkollaps, plötzliche Anfälle von Erbrechen und Durchfall, Nase spitz und kalt, ängstlich und ruhelos, Kälte der Haut, völlige Erschöpfung der Lebenskraft, Puls schwach, kaum fühlbar

↑ Denken an Schmerzen, Schweiss ↓ Kälte, Zugluft, halb eingeschlafen, Erschöpfung, Schock

☒ Kaffee

CANTHARIS / SPANISCHE FLIEGE

- ● Brennende Schmerzen, Verbrennung, Harndrang, Blase
- ☺ Brennende, heftige Schmerzen mit Unruhe und Angst, grosser Durst, aber Abneigung gegen Trinken, aufgeregt
- ➔ Verbrennungen vor und nach Blasenbildung, Entzündungen der Harnröhre und Blase
- ◎ Ständiger Harndrang, aber nur ein paar Tropfen kommen, Wassertrinken verursacht Blasenschmerzen, schneidende Schmerzen, Brennen in jedem Körperteil, dabei Schwäche
- ↑ Wärme, Ruhe ↓ Urinieren, kalte Getränke, Wassergeräusch, Berührung des Kehlkopfes
- ⌧ Kaffee, Kampfer (alle pfefferminzhaltigen Substanzen, Zahnpasta!)

CARBO VEGETABILIS / HOLZKOHLE

- ● Mittel vor dem Tode, geschwächte Lebenskraft, erschöpft, kann den Lebensfunken wieder anfachen.
- ☺ Abgemagert, Gedächtnisschwäche, erschöpft, blass, grau, grünlich, kalter Schweiss
- ➔ Nach erschöpfender Krankheit, Blut- und Säfteverlusten, Vergiftungen, Verletzungsschock
- ◎ Völlig erschöpft, will Luft zugefächelt haben, Stimme versagt, wacht auf wegen kalten Gliedern, übelriechende Stühle. Im letzten Stadium einer Krankheit mit kaltem Schweiss und kaltem Atem kann dieses Mittel Leben retten!
- ↑ Aufstossen, Hochlegen der Füsse ↓ Fettes Essen, lautes Lesen
- ⌧ Kaffee, Kampfer (alle pfefferminzhaltigen Substanzen, Zahnpasta!)

CAUSTICUM / ÄTZSTOFF NACH HAHNEMANN

- Brennende, wunde Schmerzen, Ruhelosigkeit und Lähmungen
- Furchtsam, mitfühlsam, ängstlich, gelb und fahl, regt sich rasch auf, schlaflos vor Furcht
- Psychischer Schock, erschöpfende Krankheit, Kummer, alte Verletzungen und Verbrennungen
- Blasenschwäche, Schwäche und Lähmungen, wunder Brennschmerz, Reissen und Ziehen an Muskeln und Nerven, Müdigkeit, Abgespanntheit, Neigung zu Erkältungen bei trockener, kalter Luft
- ↑ Warme Luft, feuchtes Wetter ↓ Klares, schönes Wetter, warmer Raum, Luftzug, Baden
- ☒ Kaffee, Säuren

CHAMOMILLA / KAMILLE

- Unruhige, zahnende, jähzornige, schmerzempfindliche Kinder
- Unzufriedene Kinder, ärgerlich, heiss, fiebrig und durstig, eine Backe rot, wollen getragen werden
- Zahnen, Zahnschmerzen, Ohr- und Bauchschmerzen, Ärger, Zorn, Kaffee, Magenkrämpfe
- Zahnung schmerzhaft, eine Wange rot, die andere blass, schwitzt am Kopf, unruhig, quengelig, will getragen werden, stechende Ohrenschmerzen, Durchfälle, Bauchkrämpfe
- ↑ Getragen werden ↓ Aufregung, Kaffee, Berührung, nachts (21 - 24 Uhr), 9 Uhr morgens
- ☒ Kaffee, Kampfer (alle pfefferminzhaltigen Substanzen, Zahnpasta!)

CHINA / CHINARINDE

- ● Aufbaumittel nach Säfteverlust, Blutungen, Durchfall, Stillen, nach Grippe
- ☺ Überempfindliche Sinne (Licht, Gerüche...), nervös, verzagt, matt, dunkle Augenringe, fahl
- ➔ Säfteverlust wie starke Blutungen, Stillen, Schweiss, Durchfall, Grippe, Ausscheidungen
- ◉ schlaflos durch kreisende Gedanken, apathisch, Schwäche, ziehende, reissende Schmerzen, berstender Kopfschmerz, Neigung zu Blutungen, Schwindel, Ohrensausen, Asthma
- ↑ Druck, Zusammenkrümmen ↓ Berührung, Zugluft, alle zwei Tage, Aufregung, Obst, Milch
- ⌧ Schwarztee, Salbei

CIMICIFUGA / WANZENKRAUT

- ● Frauenmittel, weibliche Hormone, Menstruationsbeschwerden, Rückenschmerz, Schlaflosigkeit wegen Unruhe,
- ☺ Frauen, bei denen alle Beschwerden mit dem Hormonsystem zusammenhängen, gesprächig, psychische und physische Beschwerden wechseln sich ständig ab
- ➔ Periode, geistige Überanstrengung, Klimakterium, Schwangerschaft, Entbindung, Platzangst
- ◉ Unregelmässige Wehen, erschöpfende Menstruation, während Menstruation psychisch gereizt, Regelkrämpfe, Herzbeschwerden, Rücken- / Nackenschmerz, Augapfelschmerz, drohender Abort, Abort, Platzangst, Kopfschmerzen, rheumatische Gliederschmerzen
- ↑ Wärme, frische Luft, Essen, Druck ↓ Während Regel, Pubertät, Klimakterium, Hitze und Kälte, Zugluft

COCCULUS / KOCKELSKÖRNERSTRAUCH

- Reisekrankheit, Übelkeit, Erbrechen, Migräne, Nachtwachen
- Mittel der Nachtkrankenschwestern, Reisenden, romantischen Leseratten, Lebemänner
- Auto-, Boots- oder Zugfahrten, Alkoholikerbeschwerden, Schlafverlust, Gemütserregung
- Übelkeit, Erbrechen, Schwindel, Seekrankheit, Kopfschmerzen im Nacken, Bandgefühl am Kopf mit Übelkeit, Menstruationsbeschwerden
- Essen, Trinken, Rauchen, Fahren, Schlafen, Aufrichten
- Kaffee, Kampfer (alle pfefferminzhaltigen Substanzen, Zahnpasta!)

COFFEA / KAFFEE

- Nervöses Herzklopfen, Schlaflosigkeit, Unruhe, wie von zu viel Kaffeegenuss
- Nervöse, quirlige Menschen, einfallsreich, schnell im Handeln, Lachen und Weinen wechseln
- Geistige Überanstrengung, plötzliche Aufregung, auch durch übermässige Freude, Kaffee
- Nervöses Herzklopfen, Schlaflosigkeit, ruhelos, kann wegen zuvielen Ideen nicht abschalten, nervös
- Wärme, Hinlegen, Schlafen ↓ Einnahme von Aufputschmitteln, Schlafmittel, Erregung, Freude, frische Luft
- Essig

CUPRUM / KUPFER

- Muskelkrämpfe, Epilepsie, Spasmen, Sauerstoffmangel bei Neugeborenen
- Unruhig, rastlos, anfallsweise auftretende Krämpfe, hoch-

gradige Erregung, neuralgische Koliken

➔ Sauerstoffmangel, unterdrückte Ausschläge und Schweiss, Überanstrengung, Schlafmangel

⊙ Krämpfe, beginnend in Fingern und Zehen, Wadenkrämpfe, Atemnot durch krampfartigen Husten, metallischer Mundgeschmack, vermehrte Speichelbildung, Epilepsie, Krämpfe im Schlaf

↑ Kalte Getränke, durch Druck ↓ Nachts, im Schlaf, Sommerhitze, bei Neumond, vor der Regel

⌦ Kampfer (alle pfefferminzhaltigen Substanzen, Zahnpasta!)

FERRUM PHOSPHORICUM / EISENPHOSPHAT

● Akutes Fiebermittel, Fieber bei Erkältungen, Rheuma, Sepsis, Mundschleimhautentzündungen

☺ Vollblütig aber mit weichem Puls oder blutarm, bleich, geschwächt, zu Schweiss neigend, geschwächt

➔ Erkältung, Anämie, Rheuma, Traumen

⊙ Akuter Fliessschnupfen bei Grippe, Lungenentzündung, Pleuritis, Blutungen nach Stoss, Nasenbluten, Ohrenschmerzen, gerötetes Ohr, beginnende Mittelohrentzündung, Rheuma akut, Entzündungen der Schleimhäute im Mund, Angina, Durchfall, Zahnfleischbluten

↑ Kalte Auflagen, Ruhe ↓ Nachts, durch Berührung und Wärme

GELSEMIUM / WILDER JASMIN

● Lampenfieber, Durchfall, Erkältung mit Kopfschmerzen

☺ Erregt, reizbar; junge Leute, Kinder, Frauen mit nervösem Temperament, empfindsam, zittrig

➔ Schreck, Furcht, aufregende Nachrichten, Gefühlserregung, Prüfungs-, Auftrittsangst

⊙ Abgeschlagenheit durch Sonnenhitze, durstlos, Kopfschmerzen und Migräne, **Erschöpfung**, Frostschauer, Halsschmerzen, ausstrahlend zum Ohr, Fliessschnupfen, grippaler Infekt.

↑ Frische Luft, urinieren ↓ Aufregung, Hitze, Sonne, vor Gewitter, durch Rauchen

⌧ Kaffee

HEPAR SULFUR / KALKSCHWEFELLEBER

● Eiterungen, ungesunde Haut, befördert Holzsplitter!

☺ reizbar, ärgerlich wegen Kleinigkeiten, hastiges Sprechen und Trinken, überempfindlich

→ Kleine Verletzungen, die rasch eitern, Schädigung durch Quecksilberbelastung, kalte Luft

⊙ Extreme Luftzug- und Kälteempfindlichkeit, Furunkel, Abszesse, Geschwüre, Akne ist sehr berührungsempfindlich, splitterartige Halsschmerzen, Neigung zur Eiterbildung, Husten, heiser

↑ Wärme, Dampfbäder ↓ Trockene, kalte Winde, kalte Luft, Luftzug, Entblössen, Berührung

⌧ Essig, saures Gemüse

HYPERICUM / JOHANNISKRAUT

● Nervenverletzungen, Wirbelsäulenverletzungen, Gehirn

☺ nervös, deprimiert, nach Verwundung oder Verletzung von Nervengewebe, abgespannt

→ Gehirn- und Rückenmarkserschütterung, Nervenverletzungen, Zahnbehandlung, Stiche

⊙ Heftige Nervenschmerzen nach Verletzung, sie strahlen längs der Nerven von unten nach oben. Geprellte Finger und Zehen, Schmerzen sind schiessend, ziehend, schneidend; eingetretene Nägel

↑ Zurückbeugen ↓ Kälte, Feuchtigkeit, Wetterwechsel, Berührung, Bewegung, Nebel

IGNATIA / IGNAZBOHNE

- ● Widersprüchliche Beschwerden, Kummer, unglückliche Liebe, Heimweh
- 😐 Sensible, intelligente Menschen, leicht beleidigt, launisch, seufzen und weinen viel, Kummer wegen Kleinigkeiten
- → Ärger, Kummer, enttäuschte Liebe, Eifersucht, Tabakrauch, Kaffee, Alkohol, Furcht
- ⊙ Ohrgeräusche besser durch Musik, Halsschmerzen besser durch Schlucken, krampfhaftes Lachen bei Kummer, Hämorrhoiden, besser beim Gehen; Obstipation
- ↑ Wärme, gehen, reisen ↓ Gemütsbewegung, Kummer, Gerüche, Tabak, Kaffee, Schnaps
- ⊠ Kaffee, Kampfer (alle pfefferminzhaltigen Substanzen, Zahnpasta!), Essig

LAC CANINUM / HUNDEMILCH

- ● Rachen, Uterus, Ovarien, rheumatische Schmerzen
- 😐 Erregt, voller Einbildungen, quälende Gedanken, Kopfweh, Schwindel, Symptome wechseln
- → Menstruation, Brustdrüsenschwellung im Wochenbett, Stillen
- ⊙ Wandernde rheumatische Schmerzen, Nervenmittel bei hochgradiger Erregtheit, Kopfweh und Schwindel mit viel Harnabgang, schmerzhafte, starke Regel, vorher Brustschmerz
- ↑ Kälte bessert ↓ Vor und während der Menstruation, Wochenbett

Lachesis / Buschmeisterschlange

- ● Blutgift, gegen Sepsis und Thrombose, druckempfindlich
- ☺ Erregte, geschwätzige Menschen, geschäftig, aber auch depressiv, mutlos, ängstlich
- ➔ Kummer, enttäuschte Liebe, Eifersucht, Verdruss, klimakterische Beschwerden, Wunden
- ⊙ Kleine Wunden bluten leicht und stark, Hauterkrankungen (Geschwüre) haben dunkles, bläuliches Aussehen, neigen zu bösartigen Verlauf, linksseitiges Mittel, beengende Kleidung am Hals, Magen oder Bauch wird nicht ertragen
- ↑ Absonderungen ↓ Nach Schlaf, Druck, Sonnenhitze
- ⊠ Kaffee, Bier, Wein, Säuren, Zitronensaft

Ledum / Sumpfporst

- ● Insektenstiche mit starkem Jucken, Rheuma der kleinen Gelenke
- ☺ aufbrausend, zornig, missmutig, Lebensüberdruss, Rheumatiker, Alkoholexzesse, leidet unter Gicht
- ➔ Insektenstiche, speziell Stechmücken, Rattenbisse, Weingenuss, chron. Rheumatismus
- ⊙ Rheumatische Schmerzen, stechend, ziehend, pochend, krampfartiger Schmerz des Handrückens, Schwellung der Füsse und Knöchel, Jucken an Füssen und Knöcheln, verschlechtert durch Kratzen
- ↑ Kälte, Baden, Luft ↓ Wärme, Decken, Bewegung, nachts, Eier, Wein
- ⊠ Chininhaltige Limonade, Kampfer (alle pfefferminzhaltigen Substanzen, Zahnpasta!)

Magnesium phosphoricum / Magnesiumphosphat

- Neuralgische Schmerzen, Bauchkrämpfe
- Magere, nervöse Personen, dunkler Teint, Neigung zu Bauch- und Muskelkrämpfen
- Zahnen der Kinder, Krämpfe während des Zahnens, Stehen in kaltem Wasser, kaltes Baden
- Kopfschmerzen vom Hinterkopf aus beginnend, Bauchkrämpfe mit starken Blähungen, krampfartige Menstruationsbeschwerden, Schreibkrampf, rechtsseitige Gesichtsneuralgie
- Wärme, Zusammenkrümmen, Druck ↓ Kalter Wind, kaltes Baden, Waschen, Bewegung
- Kampfer (alle pfefferminzhaltigen Substanzen, Zahnpasta!)

Mercurius solubilis / Quecksilber

- Mandelentzündungen, Mundgeschwüre, Zahnwurzelschmerz
- Verschlossene Menschen, misstrauisch, müde, schwach, abgemagert, reizbar
- Kälte, Erbkrankheiten, Umwelteinflüsse, Quecksilbervergiftung, Zucker, Erkältungsneigung
- Mundgeschwüre, Zahnwurzelschmerzen nachts, wiederkehrende Ohr- und Mandelentzündungen, starke Speichelbildung und Schwitzen, vor allem nachts, Mundgeruch, metallischer Mundgeschmack, Händezittern, gelblich belegte Zunge, Aphten, Zahnfleischschwund
- ↓ Schwitzen, nachts, nasses, feuchtes Wetter, im Herbst, warme und kalte Tage, Liegen rechts
- Kampfer (alle pfefferminzhaltigen Substanzen, Zahnpasta!)

Natrium muriaticum / Kochsalz

- Zurückliegender Kummer bewirkt körperliche Beschwerden
- Abgemagert, trotz guten Essens, Neigung zum Weinen, Trost verschlechtert, ärgerlich, wenn sie sich ignoriert fühlen, sind sie reizbar und nachtragend
- Kummer, Trauer, Enttäuschung mit Abneigung gegen Mitleid und Fürsorge, Erkältungsanfälligkeit
- Weinerlich, niedergeschlagen, Anämie, körperlich und geistig erschöpft, abgemagert, Durst, Erkältung/Fieber, pulsierendes Kopfweh, Verdauungsbeschwerden, Haut- und Kreuzprobleme, Verlangen nach Salzigem, Abneigung gegen Fett und Brot
- ↑ Frische Luft, kalt waschen ↓ Vormittags, Licht, Hitze, Sonne, Geräusche, Stress, am Meer
- Kampfer (alle pfefferminzhaltigen Substanzen, Zahnpasta!)

Natrium sulfuricum / Glaubersalz

- Leber- und Darmfunktionsmittel, Stoffwechselstörungen
- Bedrückt, flotte Musik macht sie traurig, Selbstmordgedanken, psychisch Traumatisierte
- Chronische Hirnschäden durch Stösse und Stürze, feuchtes Wetter, feuchte Keller, Seeluft
- Leber- und Gallenfunktionsmittel, Gelbsucht! Nach alten Unfall-Kopfschmerzen, Lebensüberdruss, Morgendurchfälle, Hüftschmerz links, Ischias und Neuralgien, Asthma, Galleerbrechen mit kolikartigem Schmerz
- ↑ Trockenes Wetter, Druck ↓ Feuchtes Gebäude und Wetter, Ruhe, Liegen

NUX VOMICA / BRECHNUSS

- Gestresste Manager mit Magen-Darmbeschwerden, Alkoholexzesse
- Reizbare, nervöse Veranlagung, streitsüchtig, Kopfarbeiter mit Mangel an Bewegung, Trinker
- Alkoholmissbrauch, Medikamenten, Kaffee, schweres Essen bei meist sitzender Lebensweise
- Reizbar, nervös bis aggressiv, 1 - 3 Stunden nach dem Essen Magenbeschwerden, Steingefühl, Sodbrennen, Übelkeit ohne richtig zu erbrechen, Verstopfung, katerartiges Kopfweh, Schlafstörungen
- Abends, Ruhe, Wärme / Morgens, Alkohol, Kaffee, Tabletten, Ärger, Zorn, Luftzug
- Essig, Kampfer (Zahnpasta!), Kaffee, Wein und Spirituosen

PHOSPHORUS / PHOSPHOR

- Überempfindliche Sinne, Blutungsneigung, Strahlenbelastung
- Schlanke, hellhäutige, zarte Menschen, rötliches Haar, überempfindlich auf alle Eindrücke, schnelles Wachstum
- Umweltgifte, Strahlenbelastung , Flugreisen, Röntgen, zu schnelles Wachstum, Überanstrengung
- Leerheits- und Schwächegefühle, Blutungsneigung, kleine Wunden bluten stark und hellrot, heftiger, brennender, nervöser Kopfschmerz, Husten, Asthma, Vergiftungen, Wachstumsstörungen, brennende Schmerzen
- Massage, kalte Speisen / Gewitter, abends, vor Mitternacht, Liegen auf der linken Seite
- Essig, Kampfer (Zahnpasta!), Kaffee, Wein und Spirituosen

PULSATILLA / KUHSCHELLE

- ● Frauenmittel, Menstruationsbeschwerden, Erkrankungen durch Nässe
- ☺ Phlegmatische blonde Frauen, liebevoll, schüchtern, leicht zum Weinen oder Lachen bewegt
- ➔ Kälte, Luftzug, Hormonumstellungen, Eisenmissbrauch, Erkältung, nasse Füsse, Masern, ausbleibende Regel
- ⊙ Symptome wechseln ständig von einem Körperteil zum anderen, Durstlosigkeit bei allen Beschwerden, abends munter, morgens müde, Regel zu spät, schwach, Krämpfe, weinerlich
- ↑ Frische Luft, kalte Umschläge, Essen ↓ Hitze, Wärme, Ruhe, schweres Essen, Eis, abends
- ⊠ Essig, Kaffee

RHUS TOXICODENDRON / GIFTSUMACH

- ● Bewegungstraktbeschwerden, Verrenkungen, Nässe, Nervenschmerzen
- ☺ Grosse innere und äussere Unruhe durch Schmerzen, melancholisch, besorgt um die Zukunft
- ➔ Durchnässung, Erkältung, Verrenkung, Zerrung, Übermüdung, Verstauchung, Anstrengung
- ⊙ Rheuma, Ischias, Ziehen, Reissen in allen Gliedern mit grosser Unruhe, Fieber mit Herpesbläschen, geschwollene Drüsen, Hauterscheinungen, juckend, Kopfweh, Neuralgien
- ↑ Wärme, fortgesetzte Bewegung ↓ Nässe, Kälte, Luftzug, Ruhe, nachts, Sitzen, Bewegung
- ⊠ Kampfer (alle pfefferminzhaltigen Substanzen, Zahnpasta!), Kaffee

Ruta / Weinraute

- ● Sehnen- und Gelenksverletzung, Augenverletzungen und Überanstrengung
- ☺ Feinarbeiter, die Augen überanstrengen, ruhelos im Liegen, verletzte Knochen, Gelenksbeschwerden
- ➔ Folgen von Augenüberanstrengung, Verletzungen von Sehnen und Gelenken, Verstauchung
- ⊙ Zerschlagenheit und Lahmheit wie nach Fall und Stoss, Verstauchung der Handgelenke und Knöchel, Augenschmerzen mit verschwommenem Sehen, Brennen, Rückenschmerz
- ↑ Rückenlage, Wärme, Bewegung ↓ Kälte, Luft, Feuchtigkeit, Liegen, Sitzen, Anstrengung.
- ⌧ Kampfer (alle pfefferminzhaltigen Substanzen, Zahnpasta!)

Sepia / Tintenfisch

- ● Gebärmutter-, Blasenschwäche, Frauenmittel
- ☺ Dunkle Frauen, kalte Hände/Füsse, reizbar, depressiv, Abneigung gegen Familie oder Beruf, leicht gelblicher Teint, mit gelblich-braunen Flecken im Gesicht, Leberflecken
- ➔ Bänderschwäche der inneren Organe, Wechseljahre, Menstruation, Schwangerschaft
- ⊙ Senkungsgefühl der Gebärmutter, der Blase, kann Urin nicht halten, Leeregefühl im Magen, selbst nach Essen, Schweissausbrüche in den Wechseljahren, Menstruationsbeschwerden, Schmerzen beim Geschlechtsverkehr, Hautausschläge, trocken, juckend, in Gelenkbeugen
- ↑ Sport, Tanzen, Wärme ↓ Vormittags/abends, linke Seite, Kälte / Nässe, vor Gewitter
- ⌧ Saures Gemüse

Silicea / Kieselsäure

- ● Verschleppte, hartnäckige Krankheiten, häufige Eiterungen, rissige Haut
- ☺ Nervöse, reizbare, blasse Patienten, schwächlich mit schlaffen Muskeln, müde, schwach
- ➔ Geistige Arbeit, mangelhafte Nahrungsaufschliessung, alte Krankheiten, Impfungen
- ⊙ Angst vor spitzen Gegenständen, kalter Schweiss an Kopf und Füssen, Kopfschmerzen, häufige Eiterungen, Abszesse, Akne, Fisteln, Stockschnupfen mit trockener Nasenkruste, Nagelstörungen, Haarausfall, Bindegewebesschwäche
- ↑ Wärme, Dampfbäder ↓ Kälte, während Menses, bei Neumond, entblösster Kopf, Hinlegen
- ⌧ Kampfer (alle pfefferminzhaltigen Substanzen, Zahnpasta!)

Staphisagria / Stephanskörner

- ● Nach Stichverletzung und chirurgischen Eingriffen, Schnittverletzungen
- ☺ Entrüstet über andere oder sich selbst, empfindlich, leicht verletzbar, gereizt
- ➔ Beleidigung, sexuelle Exzesse, Entrüstung, unterdrückter Ärger, Säfteverlust, Operation
- ⊙ Abgespannt, Wadenschmerz, Zahnschmerz, Heisshunger, Verlangen nach Wein, Schnaps, Tabak, Hämorrhoiden, Afterjucken, Rheumaschmerzen, Darmkoliken, Prostatahypertrophie, Gedächtnisschwäche
- ↓ Ärger, Kummer, Sorgen, Demütigung, Säfteverlust, Tabak, sexueller Exzess, Berührung
- ⌧ Kampfer (alle pfefferminzhaltigen Substanzen, Zahnpasta!)

Sulfur / Schwefel

- ● Befördert unterdrückte Ausscheidungen, grosses Reaktions- und Entgiftungsmittel
- ☺ Menschen mit unreiner, trockener Haut, ungepflegt, voller Ideen, selbstsüchtig und reizbar
- ➔ Ererbte Krankheiten, vor allem Hauterscheinungen, Baden und Waschen, langes Stehen
- ⊙ Juckende, brennende Haut, Hautausschläge, schuppig, rot, alle Körperöffnungen gerötet, strecken heisse Füsse aus dem Bett, Körperausscheidungen stinken, Durchfall, Verstopfung
- ↑ Frische Luft, trockenes, warmes Wetter ↓ Waschen, Stehen, Bettwärme, vormittags, 11 Uhr
- ⌧ Kampfer (alle pfefferminzhaltigen Substanzen, Zahnpasta!)

Symphytum / Beinwell

- ● Fördert die Heilung von Knochenbrüchen, Kallusbildung
- ☺ Nach Knochenverletzung, Stössen, Prellungen, Hiebe auf den Augapfel
- ➔ Mechanische Verletzungen, Augenschmerzen nach Stoss mit stumpfem Gegenstand
- ↓ Eigentümlich stechende Schmerzen, nicht heilende Knochenbrüche, besonders wenn Beschwerden nervösen Ursprungs sind, Empfindlichkeit der Bruchstelle, geknickter Knöchel

Tabacum / Tabak

- ● Übelkeit, Erbrechen, Schwindel, Seekrankheit
- ☺ Gedrückt, verdrossen, hypochondrisch, blass, verwirrt, zittrig

➔ Schiffahrt, Nervenüberreizung, Verzweiflung, Seekrankheit, Tabakvergiftung, übermässiges Rauchen

⊙ Migräneanfälle mit starker Übelkeit, Erbrechen, Schwindel, Taumeln, Kälte am ganzen Körper, Zittern der Glieder, Herzklopfen, Sehstörungen, Krämpfe in Finger und Zehen

↑ Freie Luft, Erbrechen und Harnabgang ↓ Fahren, Bewegung, Liegen auf linker Seite

⊠ Essig

THUJA / LEBENSBAUM

● Impffolgen, Warzen, Erbkrankheiten

☺ Träge, depressive, melancholische Personen, mürrisch, unverträglich

➔ Tripperinfektion, Quecksilberbelastung, Erkältung, Durchnässung, zu viel Schwarzteegenuss, Impfungen

⊙ Durchnässung, Rheuma, Gicht, Herzklopfen, Hauterscheinungen mit Brennen, Jucken, Nässen, Eiterungen, Warzen, Haare ausfallend, erschwerte Konzentration, Magenbeschwerden, Nasenbluten, weiche, abblätternde Nägel mit Dellen, Lymphknotenschwellungen, Fieber, grippale Infekte, Impfschäden, Polypen

↑ Bettwärme, schwitzen ↓ Impfungen, Nässe, Ruhe

⊠ Kampfer (alle pfefferminzhaltigen Substanzen, Zahnpasta!)

VERATRUM ALBUM / WEISSE NIESWURZ

● Ohnmachtsanfälle, Kollaps, kalter Schweiss, Blässe

☺ Völlig erschöpfte Personen, Gesicht verfallen, blass, blau, spitze Nase, kalter Stirnschweiss

➔ Aussetzende Sekretionen (Regel, Wochenfluss), Schreck, Furcht, Zorn, Ärger, Schock

⊙ Atemnot, Erstickungsanfälle, Ohnmachtsanwandlungen, Kollaps von nervöser Erschöpfung, Übelkeit, Ohnmacht, Brustbeklemmung, Herzschwäche, Depression, Wadenkrämpfe

↑ Heisse Getränke, Liegen, Zudecken ↓ Bewegung, nach Trinken, Stuhlgang, Schreck

⊠ Kampfer (alle pfefferminzhaltigen Substanzen, Zahnpasta!), Kaffee

ZINCUM METALLICUM / ZINK

● Nervöse Unruhe, zappelig, Muskelzuckungen

☺ Überarbeitete, empfindliche Menschen mit Zucken, Zittern und schwachem Gedächtnis

→ Schreck, unterdrückte Hautausschläge und Sekretionen, erschöpfende Krankheiten

⊙ Benommener Kopf, Gedächnisschwäche, Kopfschmerz, grosse Unruhe, besonders Beine immer in Bewegung, nachts schlaflos, Zuckungen im Schlaf, Zähneknirschen, Neuralgien, Kreuzweh

↑ Ausscheidungen (Regelblutung, Abhusten, Urinieren, Samenergüsse) ↓ Wein

⊠ Kampfer (alle pfefferminzhaltigen Substanzen, Zahnpasta!), Kamillentee, Wein

LITERATUREMPFEHLUNGEN ARZNEIMITTELLEHREN

BOERICKE, William: Handbuch der homöopathischen Materia Medica (Kleinausgabe im Haug-Verlag, Heidelberg)

FELLENBERG-ZIEGLER: Homöopathische Arzneimittellehre (Taschenbuchausgabe im Haug-Verlag)

STAUFFER, Karl: Klinische Homöopathische Arzneimittellehre (Verlag Johannes Sonntag, Stuttgart)

LEXIKON HOMÖOPATHISCHER BEGRIFFE

Ähnlichkeitsprinzip: Wichtiger Grundsatz in der Homöopathie, der besagt, dass Ähnliches durch ein ähnliches Prinzip geheilt werden kann: Similia similibus curentur. Der Homöopath wählt also ein Heilmittel aus, das in möglichst vielen Merkmalen mit dem Befinden des Kranken übereinstimmt. Dabei geht es nicht nur um Krankheitssymptome, sondern auch um typische Wesensmerkmale und Verhaltensweisen.

Allopathie: Heilungsprinzip nach dem Gegensatz: Contraria contraris curantur.

Arndt-Schulzsche Regel (Kleinstmögliche Gabe): Dies entspricht dem Wirkprinzip der Regulationstherapie (Arndt-Schulz'sche Regel): „Schwache Reize fachen die Lebenstätigkeit an, mittelstarke fördern sie, starke hemmen sie, stärkste heben sie auf..." Allerdings ist es individuell unterschiedlich, welcher Reiz schwach oder stark wirksam ist.

Arzneimittellehre (Materia medica): Sammlung der homöopathischen Arzneimittel und deren Wirkungen auf Körper – Seele – Geist, meist geordnet nach dem Kopf-bis-Fuss-Schema.

Arzneimittelprüfung: Freiwillige Prüfung von homöopathisch aufbereiteten Substanzen durch Gesunde, um deren Wirkung auf den menschlichen Körper festzustellen.

Antidot: Stoff bzw. Substanz, welche eine homöopathische Arzneimittelwirkung aufhebt oder abschwächt. In manchen Fällen kann auch eine unerwünschte Verfälschung und Veränderung der Wirkung erfolgen, wenn es sich um eine dem Mittel gegenüber feindliche Substanz handelt. In der Homöopathie oft vorkommende Antidote sind stark wirksame Genussgifte wie beispielsweise Kaffee, welche die subtilen Heilinformationen in der angegebenen Weise stören können.

Blockaden: Im homöopathischen Sinne vorangegangene Unterdrückungstherapien, Erbbelastungen oder Ereignisse, die den Informationsfluss eines Mittels verhindern und deshalb zur Weitertherapie erst beseitigt werden müssen.

Causa (Ursache, Grund): Im homöopathischen Sinne die Krankheitsursache, die für die Krankheit verantwortlich ist.

Contraria-Behandlung: Behandlung durch Gegensätze, zum Beispiel ein im Körper erzeugter Hitzezustand (Fieber) wird durch innerliche oder äusserliche Kälteanwendung eingedämmt. Der tatsächlich im Moment auftretenden Erleichterung folgt rasch die körpereigene Gegenregulation, so dass die eigentliche Besserung damit oft noch verzögert wird.

C-Potenz: Centesimal-Potenz, Verhältnis vom Ausgangsstoff zur Verdünnung 1 : 100. Das bedeutet, dass vor jeder Potenzierung im Verhältnis 1 : 100 verdünnt wird.

D-Potenz: Dezimal-Potenz. Das Verhältnis der Verdünnung beträgt 1 : 10. Die stufenweise Potenzierung ergibt ab der D 24 eine Hochpotenz. Im Vergleich zur C-Potenz wird die D-Potenz bei gleichem Verdünnungsgrad sehr viel mehr verschüttelt.

Disposition: Die besondere individuelle Bereitschaft zu einer Reaktion.

Dynamisationsverfahren: Nach Hahnemann die „Arzneikraftentwicklung eines Naturkörpers durch mechanische Einwirkung auf dessen kleinste Teile durch Reiben und Schütteln" (nach Organon)[1]. Durch dieses Dynamisieren werden die vorher in der Substanz „schlummernden dynamischen Heilkräfte" in den verschiedenen Potenzierungsgraden freigesetzt.

Erstverschlimmerung: Verschlimmerung der Beschwerden als überstarke Erstreaktion auf das homöopathische Mittel. Kann, aber muss nicht auftreten und wird als positiver Umstimmungsreiz auf das richtige Mittel interpretiert.

Eugenische Kur: In der Schwangerschaft der Mutter verabreichte miasmatische Mittel, um die Konstitution des Kindes günstig zu beeinflussen.

Geistartige Arznei: Dr. Samuel Hahnemann war davon überzeugt, dass durch hohe Potenzierungen die Arznei sich „zuletzt wieder in ihr individuelles geistartiges Wesen auflöse... dadurch werden sie erst recht durchdringend wirksam und hilfreich, selbst diejenigen unter ihnen, welche in rohem Zustand nicht die geringste Arzneikraft im menschlichen Körper äussern"[II]. Als geistartig gilt somit ein homöopathisches Mittel ab der Stufe, bei der keine materiellen Bestandteile mehr nachweisbar sind. Dies bezeichnet man als Hochpotenz (bei den D-Potenzen ab D-24), deren Wirksamkeit durch einen geistartigen Anstoss (Information) erfolgt. Damit wird eine materielle Nebenwirkung ausgeschlossen.

Globuli: Milchzuckerstreukügelchen unterschiedlicher Grösse. Von Hahnemann als eine der beliebtesten Darreichungsformen der Homöopathie beschrieben. Er verwendete fast ausschliesslich diese, wenn auch in verschiedenen Aufbereitungen.

Hahnemann, Dr. med. Samuel (1755 – 1843): Begründer der Homöopathie, entwickelte und verbesserte in rund 60 Jahren seines Lebens dieses Heilverfahren.

Hering, Constatin: Einer der getreuesten Schüler Hahnemanns. Er entwickelte eine durch Beobachtung und Erfahrung geprägte Methode zur Überprüfung der homöopathischen Heilweise.

Dieses "Gesetz" besagt, dass die Heilwirkung eines Mittels dann in den richtigen Bahnen läuft, wenn

- sich zuerst die psychische Befindlichkeit bessert
- sich die Symptome von oben nach unten verschieben
- die Beschwerden von innen nach aussen wandern
- die Krankheit sich zeitlich „rückwärts" bewegt, das heisst was zuletzt entstanden ist, wird zuerst besser.

Hierarchisieren: Im § 153 Organon[III] beschriebene Wertung und Reihung der Symptome nach

- ursächlichen Begebenheiten (Causa, Krankheitsursache)
- sonderlichen Erscheinungen (aussergewöhnliche Umstände)
- Gemütszuständen (psychische Erscheinungen)
- allgemeinen und Lokal-Symptomen (gewöhnliche Krankheitssymptome)

Hochpotenz: In der Homöopathie jene Grade von Verdünnung und Verschüttelung, in der sich das Geistige einer Substanz vom Materiellen getrennt hat. Somit erfolgt die Heilwirkung ausschliesslich als Information. Bei diesen Potenzstufen sind keine materiellen Spurenelemente mehr nachweisbar (Loschmidt'sche Zahl). Da dies bei den D-Potenzstufen ab der D-24 eintritt, ist die D-30 eine robuste, wirksame, aber durchaus bereits den vergeistigten Kriterien entsprechende Hochpotenz.

Isopathie: Gleiches wird durch gleiches geheilt, daher Therapie mit demselben Stoff, der die Krankheit ausgelöst hat.

Klassische Homöopathie: Entspricht der Richtung der Homöopathie seit dem Jahre 1821. Bis dahin war Homöopathie ein Teil der Schulmedizin und entsprach der naturwissenschaftlich-kritischen Richtung. Ab der klassischen Linie verliess Hahnemann freiwillig die Universität. Zu den bisher gültigen

Grundprinzipien der Ähnlichkeitsregel und der Arzneimittelprüfung am Gesunden kam jetzt die Potenzierung bis zur Hochpotenz, die Einmalgabe und die Psora/Miasmen-Lehre dazu. (Miasma: „Verunreinigung" bzw. Erbbelastung als Ursache von Krankheiten). Die klassische Richtung entspricht somit einer natur-philosophischen Ausrichtung.

Komplex-Homöopathie: Mehrere homöopathische Arzneimittel werden als fertige Arzneigemische verwendet. Ein solcher Komplex entspricht nicht der Arbeitsweise Hahnemanns, da er weder nach dem Ähnlichkeitsprinzip ausgewählt noch seine Wirksamkeit am Gesunden über einen Arzneimittelversuch gefunden wurde. Es wird daher empfohlen, nicht mehrere Mittel gleichzeitig zu geben.

Konstitution: Die besondere, angeborene oder erworbene, individuelle Veranlagung zu einer Krankheit. In der Homöopathie bedeutet dies eine Krankheitsanlage, keineswegs schon Krankhaftes, sowie Reaktionsweisen auf Umwelteinflüsse.

Krankheiten, akute: Sofortige und heftige Reaktion des Körpers auf einen schädlichen Einfluss, z.B. Erreger. Nachdem dieser unschädlich gemacht werden konnte, klingen sie wieder restlos ab. Gelingt dies nicht, können sie auch mit dem Tode enden.

Krankheiten, chronische: Krankheiten, mit denen der Organismus nicht fertig werden kann und die nach einer geraumen Zeit nicht wieder abklingen. Nach Hahnemann ist eine solche Krankheit von Beginn an chronisch, da hier meistens ein chronisches Miasma, die "Psora", zugrundeliegt.

Lebenskraft (vis vitalis): Die vorhandene Lebensenergie, die benötigt wird, um die Aufgaben und Herausforderungen des Lebens zu meistern.

Leitsymptome: Charakteristische, eindeutige Zeichen bzw. Symptome, die sofort zu einem bestimmten Mittel führen.

LM oder Q-Potenz: Homöopathische Potenz im Verdünnungsverhältnis 1 : 50'000. Die LM-Potenzen (Q-Potenzen) sind ebenso wie die C-Potenzen in der Wirkung sanfter als die D-Potenzen, dafür aber störungsanfälliger.

Loschmidt'sche Zahl: Die Zahl, in der keine Moleküle der Ausgangssubstanz mehr in einer Verdünnung nachgewiesen werden können (rechnerische Konstante, siehe Hochpotenzen).

Miasma: Verunreinigung, auch der Luft oder des Bodens, wurde früher als Ursache von Krankheiten, insbesonders von Epidemien, angesehen. Im homöopathisch-erweiterten Sinne auch Verunreinigung als Erbbelastung, daher die von unseren Vorfahren vererbten krankhaften Verhaltensmuster.

Modalitäten: Alle Einflüsse, unter denen ein Krankheitszustand verbessert oder verschlimmert wird, z.B. Wärme/Kälte, Ruhe/Bewegung.

Nosoden: Aus Krankheitsstoffen (z.B. Bakterien) hergestellte Arzneimittel. Streng genommen sind Nosoden der Isopathie zuzurechnen, es sei denn, sie wurden nach dem Ähnlichkeitsgesetz gewählt und sind als Ursache/Causa einer späteren Krankheit ausfindig gemacht.

Organon: Hahnemanns Lehre der Homöopathie. Die „homöopathische Bibel" enthält einen theoretischen und einen praktischen Teil und gibt eine genaue Anleitung zur therapeutischen Anwendung der Homöopathie.

Palliative Therapie: Keine ganzheitliche Therapie, sondern im Gegensatz zur heilenden Therapie nur Symptome lindernd.

Placebo: Scheinmedikament ohne arzneilichen Wirkstoff.

Polychrest: Arzneimittel mit grossem Wirksamkeitsspektrum.

Potenzierung: Stufenweise Herstellung eines homöopathischen Medikaments durch Verreibung, Verdünnung und Verschüttelung - nach Hahnemann die „Dynamisierung zur Vergeistigung einer Arznei"[IV] ab den hohen Verdünnungs- bzw. Verschüttelungsstufen. Potenz heisst Kraft, daher bedeutet Potenzierung Kraftentwicklung.

Psora: Bei Hahnemann die Summe der krankmachenden ererbten Anlagen, auch Autointoxikationen. Anstelle von Psora gebrauchte Hahnemann auch den Begriff Miasma.

Repertorien: Verzeichnisse der Einzelsymptome der homöopathischen Arzneimittel, in umfangreichen Büchern gesammelt. Diese dienen der Arzneimittelfindung.

Repertorisierung: Versuch der Simile-Findung über die Repertorien.

Simile-Findung: Nach Hahnemann: „Wähle, um sanft, schnell, gewiss und dauerhaft zu heilen in jedem Krankheitsfalle eine Arznei, welche ein ähnliches Leiden erregen kann als sie heilen soll" (Similia similibus curentur)[V].

Trägerstoffe: In der Homöopathie meist Milchzucker oder Alkohol; von Hahnemann wurden diese als arzneilich unwirksam bezeichnet und dienen der Aufnahme und Weiterleitung des homöopathischen Arzneistoffes.

Urtinktur: Ausgangsstoff der noch nicht potenzierten homöopathischen Arznei, meistens sind es alkoholische Auszüge aus der frischen Pflanze. Sie werden auf Grund der wirksamen Inhaltsstoffe eingesetzt.

Wirkungsdauer: Je nach Potenzstärke ist die Wirkungsdauer eines homöopathischen Mittels unterschiedlich. Niedrigpotenzen wirken nicht so intensiv und lange wie Hochpotenzen. Die D-30 wirkt relativ schnell und hat in Globuliform eine durchschnittliche Wirkungsdauer von 3 - 4 Tagen, so dass die Information bereits mit einer Einmalgabe ankommt und die gewünschte Heilwirkung erzielt werden kann. Eine D-200 wirkt sogar bis zu 2 - 3 Monate. Es versteht sich dadurch von selbst, dass ein Informationsdurcheinander durch unsachgemässe Mittelgaben entstehen kann und man genau abwägen muss, welches Mittel zu welcher Krankheitsphase passt. Dazu kommt, dass neben der Erst- und Hauptwirkung auch noch eine Nachwirkung auftritt, so dass die verschiedenen homöopathischen Arzneien miteinander harmonieren müssen. Eine Regel, die leider oft missachtet wird und bei homöopathischen Komplexen, in denen dies nicht berücksichtigt ist, nicht unbeträchtliches Unheil anrichten kann.

Wirkungseintritt homöopathischer Arzneien: Dieser ist unterschiedlich. Bei akuten Krankheiten tritt die Wirkung jedoch meist sehr rasch ein, bei chronischen Verlaufsformen bedarf es oft der Therapierung mehrerer Schichten, somit ist auch ein verzögerter Wirkungseintritt gegeben.

Beschwerden-Index[25]

A

[25] **Beschwerden-Index:** Alphabetische Aufzählung der im Buch vorkommenden wichtigsten Beschwerden. Die hier aufgelisteten Begriffe sind im Textteil zur leichteren Auffindbarkeit unterstrichen.

B

F

G

L

M

N

O

P

Q

R

S

V

W

Z

QUELLENNACHWEIS LEXIKON

[I] Hahnemann, S.: Organon der Heilkunst, Auflage 6A, Heidelberg 1987, 3. Nachdruck 1993; Seite 243, § 269
[II] eben da: Seite 242, § 269
[III] eben da: Seite 178, § 153
[IV] eben da: Seite 244, Fussnote zu § 269
[V] eben da: Seite 50/51

LITERATURVERZEICHNIS

Allen, H.C.: Leitsymptome wichtiger Mittel der homöopathischen Materia Medica, Ulrich Burgdorf Verlag, Göttingen
Blackie, M. G.: Lebendige Homöopathie J.Sonntag Verlag, Regensburg
Blome, G.: Das neue Bach-Blüten-Buch Bauer Verlag, Freiburg
Boericke, W.: Handbuch der homöopathischen Materia medica Karl F. Haug Verlag, Heidelberg
Coulter, C.R. : Portraits homöopathischer Arzneimittel Band I + II Karl F. Haug Verlag, Heidelberg
Dorci, M.: Medizin der Person Karl F. Haug Verlag, Heidelberg
Eichelberger, O.: Klassische Homöopathie Band I + II Karl F. Haug Verlag, Heidelberg
Fellenberg-Ziegler, A.v.: Homöopathische Arzneimittellehre Karl F. Haug Verlag, Heidelberg
Gallavardin, J.P.: Psychismus und Homöopathie Karl F. Haug Verlag, Heidelberg
Haehl, R.: Samuel Hahnemann, sein Leben und sein Schaffen Band I + II, Leipzig 1922
Hahnemann, S.: Die Chronischen Krankheiten, Band I - V, Faksimile-Nachdruck, Karl F. Haug Verlag, Heidelberg

Hahnemann, S.: Organon der Heilkunst, Auflage 6A, Faksimile-Nachdruck, Karl F. Haug Verlag, Heidelberg
Imhäuser, H.: Homöopathie in der Kinderheilkunde Karl F. Haug Verlag, Heidelberg
Kent, J.T.: Kent's Repertorium Band I, II+III Karl F. Haug Verlag, Heidelberg
Klunker/Miller R.G.: Arzneibeziehungen Karl F. Haug Verlag, Heidelberg
Knop, D.: Notfallmedizin für die Naturheilpraxis Sommer-Verlag, Teningen
Köhler, G.: Lehrbuch der Homöopathie Band I + II Hippokrates Verlag, Stuttgart
Künzli v. Fimelsberg, J.: Zur Theorie der Homöopathie – Kents Vorlesungen, Verlag Grundlagen und Praxis, Leer
Leeser, O.: Pflanzliche Arzneistoffe, Band I+II Karl F. Haug Verlag, Heidelberg
Lessell, C.B.: Homöopathisches Reisehandbuch Droemer Knaur Verlag, München
Mezger, J.: Gesichtete Homöopathische Arzneimittellehre Band I + II Karl F. Haug Verlag, Heidelberg
Rossi, R.: Notfallmedizin in der Praxis MMV Medizin Verlag, München
Roy,R.+C.: Selbstheilung durch Homöopathie Droemer Knaur Verlag, München
Stauffer, K.: Klinische Homöopathische Arzneimittellehre J.Sonntag Verlag, Regensburg
Whitmont, E.C.: Psyche und Substanz Burgdorf Verlag, Göttingen

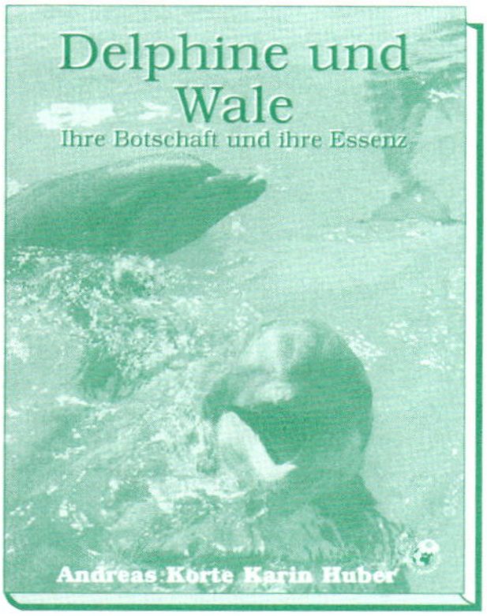

GESUNDHEIT & ENTWICKLUNG

NEU

Andreas Korte, Karin Huber

DELPHINE UND WALE

IHRE BOTSCHAFT UND IHRE ESSENZ

14,5 x 20,5 cm, broschiert, ca. 160 Seiten
mit 25 Farbaufnahmen, ca. DM 39.-
ISBN 3-9520830-4-6

Delphine sind geistig hochentwickelte Wesen, die mit dem Menschen in uralter Freundschaft verbunden sind. Sie bringen uns in Berührung mit unserer eigenen Spontanität und Lebensfreude, Vertrauen und Lachen.

Sie sind die Therapeuten des Meeres, die unser Herz öffnen und uns helfen, unsere Verbundenheit untereinander und mit der Natur liebevoll wiederherzustellen.

Dieses Buch lädt dazu ein, direkt an der faszinierenden Energie der Delphine und Wale teilzuhaben. Es ist ein besonderes Anliegen der Autoren, den Leser und die Leserin zu einer unmittelbaren, gefühlsmässigen Einstimmung auf die Energie der Delphine und Wale einzuladen. Zahlreiche Farbbilder sowie verschiedene Meditationen sind dafür geeignet.

Vor allem aber schafft die Manifestation dieser Energie in Form der Delph- und Wal-Essenz die Möglichkeit, dem Geist dieser wunderbaren Geschöpfe auch in Situationen nahe zu sein, in denen eine reale Begegnung mit ihnen nicht möglich ist. Andreas Korte, der Hersteller der Delphin- und Wal-Essenz, der seit vielen Jahren Delphinseminare leitet, hat erlebt, dass Menschen durch die Schwingung der Delphine ihr Leben positiv veränderten. Er schildert in diesem Buch, wie sie Ängste loslassen und innere Begrenzungen überwinden konnten und zu befreienden Veränderungen in ihrem Leben geführt wurden.

Aus dem Inhalt

- Die Botschaft der Delphine und Wale
- Herstellung und Wirkungsweise von Essenzen; Kristallherstellungsmethode
- Entstehungsgeschichte und Anwendung der Delphin-Essenz
- Der Einfluss der Delphinenergie auf unsere Hirnfunktion
- Die Ursymbolik des Wassers
- Meditationen mit Delphinen und Walen
- Erlebnisberichte von transformierenden Begegnungen mit Delphinen und Walen
- Wale und ihre Essenz
- Lebensweise und Biologie von Delphinen und Walen

Verlagsbücher:

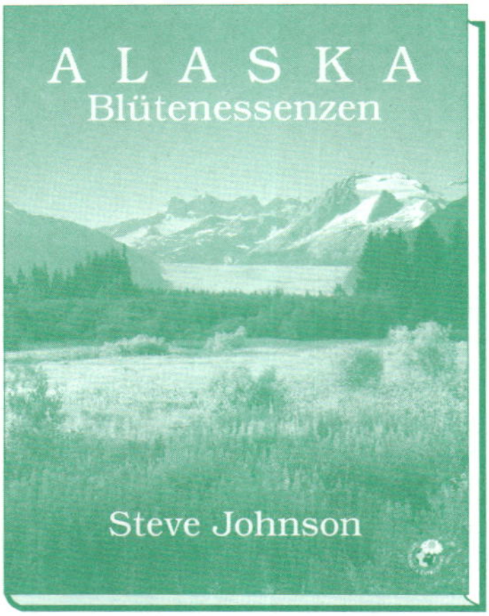

Steve Johnson

ALASKA-BLÜTENESSENZEN

Mit Beschreibung von 12 Umwelt-essenzen und 48 Edelsteinelixieren

21,5 x 29 cm, gebunden, 216 Seiten
mit vierfarbigen Fotoseiten
Sfr. 43.50/DM 53.40/öS 365.–
ISBN 3-9520830-3-8

Das riesige, dünnbesiedelte Alaska ist reich an ausgedehnten, unberührten Tundra- und Waldflächen mit einer Vielfalt von Pflanzen in verschiedenen Lebensbereichen. Diese Pflanzen passten sich im Laufe von Äonen an extreme Umweltbedingungen hinsichtlich Temperatur und Licht an und entwickelten dadurch eine Stärke, Energie und Vitalität, die sie von Pflanzen anderer Länder unterscheiden. Die aus ihnen hergestellten Essenzen sind besonders geeignete Träger der Pflanzenheilenergien und in ihrer Wirkung kraftvoll und klar.

Als wegweisende neue Kategorie von Essenzen beschreibt dieses Buch zwölf Umweltessenzen. Diese sind Träger der Energien von Kraftplätzen und Naturerscheinungen Alaskas (Polareis, Nordlicht usw.) und haben eine aussergewöhnlich reinigende und transformierende Wirkung.

Schlüsselbegriffe, Indikationen und ein ausführlicher Suchindex bieten nützliche Hilfen, um Klarheit über die persönliche Thematik zu gewinnen. Mit über hundert Illustrationen und Farbfotos ansprechend gestaltet und in gut verständlicher Sprache verfasst, eignet sich das Buch auch für den Einstieg ins Gebiet der Essenzen.

Aus dem Inhalt

- Die sieben Anwendungsebenen der Alaska-Essenzen
- Anwendung für Tiere und Pflanzen
- Ausführliche Beschreibung der 72 Alaska-Blütenessenzen mit Illustrationen
- Beschreibung der 12 Umwelt-essenzen und 48 Edelsteinelixiere
- Schlüsselbegriffe und Affirmationen
- Ausführlicher Suchindex mit 95 Stichworten zum Auffinden der geeigneten Essenzen

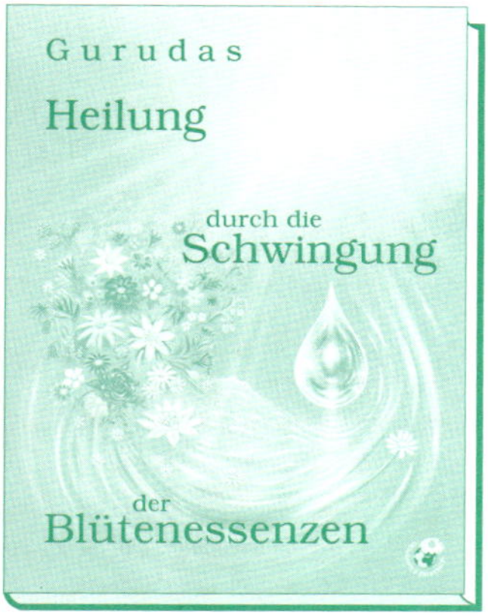

Gurudas

Heilung durch die Schwingung der Blütenessenzen

18 x 23 cm, gebunden, 416 Seiten
Sfr. 48.50/DM 57.50/öS 398.–
ISBN 3-9520830-2-X

Dieses Werk von Gurudas stellt in derselben Ausführlichkeit und Tiefgründigkeit, wie schon seine beiden Bände über Edelsteinelixiere, die Kunst der Anwendung von Blütenessenzen in Theorie und Praxis vor. Die Informationen zum Buch stammen aus universellem Urwissen und haben sich durch praktische Erfahrungen von Anwendern auf der ganzen Welt bestätigt.

Neben Grundlegendem über Zubereitung, Anwendung und Wirkungsweise der Essenzen werden über hundert Blütenessenzen detailliert vorgestellt. Eine grosse Zahl von übersichtlichen Zuordnungstabellen (über 140 Krankheitsbilder, 180 psychische Zustände, 120 Körperregionen usw.) machen dieses Buch zu einem einmaligen praktischen Kompendium sowohl für den Laien als auch für den Berater.

«Wenn die in diesem Buch enthaltene Information richtig eingesetzt wird, beinhaltet sie das Potential, einen bedeutsamen Entwicklungsschritt in der Schwingungsmedizin im Westen einzuleiten, besonders auf dem Gebiet der Heilung durch Blütenessenzen. Die Ergebnisse dieser Forschungsarbeit enthüllen uns ein überaus spannendes und tiefreichendes Wegstück zu vollkommener Gesundung für jeden einzelnen wie auch für unsern Planeten als Ganzes.»
(Gabriel Cousens im Vorwort)

Aus dem Inhalt

- Herstellung, Aufbewahrung und Reinigung von Blütenessenzen
- Blütenessenzen in alten Kulturen
- Diagnose- u. Verstärkungstechniken
- Detaillierte Beschreibung von 112 Blütenessenzen
- Die Beziehung von Blütenessenzen zu homöopathischen Mitteln, Kräutern und Edelsteinelixieren
- 13 Tabellen zur Wirkungsweise auf Krankheiten, psychische Zustände, Chakren, Miasmen, Meridiane usw.